Autodisciplina para la dieta

Cómo perder peso y

volverte saludable

a pesar de los antojos y una

débil fuerza de voluntad

Por Martin Meadows

Suscríbete a mi boletín informativo

Me gustaría seguir en contacto contigo. Suscríbete a mi boletín y podrás escuchar acerca de mis nuevos lanzamientos, recibirás artículos gratuitos, podrás participar en sorteos y recibirás otros correos electrónicos valiosos creados por mí.

Aquí está el enlace para suscribirte:

http://www.profoundselfimprovement.com/boletin

Tabla de contenidos

Prólogo

Te gustaría perder peso a pesar de las tentaciones, los antojos, el desánimo, y otras emociones y desafíos comunes asociados a someterte a una dieta. Quizá lo hayas intentado antes y fracasaste, o quizá es tu primera vez y has escuchado a tus amigos y familiares decir lo difícil que es mantener la disciplina.

Tal vez un simple aumento en tu autodisciplina podría ayudarte a apegarte a tu dieta por más tiempo para deshacerte de los últimos kilos de sobra.

La autodisciplina y su prima, la fuerza de voluntad, tienen una fuerte influencia sobre el éxito o fracaso de tu dieta.

Este libro te proporcionará respuestas y consejos para ayudarte a tener éxito cuando estás a dieta, a pesar de aquellos obstáculos tan difíciles de superar que hacen de la pérdida de peso un desafío exigente.

Vamos a analizar los 5 descubrimientos más importantes para las personas que están a dieta que te ayudarán a comenzar tu dieta con el pie derecho.

Vamos a examinar a fondo el tema de los antojos y la forma de combatirlos de una manera inteligente. También analizaremos algunas formas científicamente comprobadas para lograr una mejor sensación de saciedad, con el fin de que la dieta sea menos desafiante.

Aprenderás cómo decir adiós para siempre a los alimentos poco saludables (o simplemente a dejar de comerlos con regularidad, ya que la meta no es convertirte en una persona que come ensaladas exclusivamente sin indulgencias ocasionales), a lidiar con las excusas y las racionalizaciones más comunes entre las personas que están a dieta (que en realidad son problemas de autodisciplina) y, finalmente, te ayudaré a diseñar una vida más autodisciplinada de una forma más holística.

Como autor de libros de desarrollo personal, incluyendo libros sobre autodisciplina y persistencia, estoy familiarizado con el círculo vicioso del cambio en uno mismo. Pocas cosas hacen que la gente se desanime más que intentarlo una y otra vez y no obtener resultados.

Con este libro, espero poder ayudarte a romper este ciclo y finalmente lograr el cambio que tan desesperadamente buscas en tu vida. Las cosas pueden mejorar y yo estoy aquí para ayudarte.

Descargo de responsabilidad: como en todos mis libros, una vez más enfatizo un punto importante: no soy médico ni psicólogo de profesión, ni estoy calificado de manera alguna para tomar decisiones de vida por ti. Debes consultar con un profesional sobre cada uno de los consejos que desees utilizar; especialmente al tomar decisiones con respecto a tu salud.

Nota: La idea de escribir este libro se me ocurrió mientras escribía un subcapítulo acerca de este tema en mi libro anterior, *Autodisciplina diaria*. Algunos párrafos de este trabajo previo fueron adaptados y ampliados para este libro.

Capítulo 1: 5 descubrimientos importantes para aumentar tu autodisciplina cuando estás a dieta

A pesar de todos los conocimientos que existen sobre las dietas, pocas personas son conscientes de algunas características clave que pueden reafirmar o poner fin a sus resoluciones. Comprender algunas de las peculiaridades más importantes de las dietas y los efectos que tienen sobre tu autodisciplina puede ser de gran ayuda.

En este capítulo vamos a analizar algunos de estos hechos sorprendentes, así como la actitud correcta que necesitas para tener éxito. Sin este conocimiento básico y fundamental, enfrentarás más dificultades de las que deberías.

Someterse a una dieta toma mucho tiempo: establece las expectativas correctas

Bueno, es obvio ¿no? La verdad es que no. La mayoría de las personas subestiman cuánto tiempo toma perder el exceso de peso, y esta es una de las razones más comunes por las que fracasan.

Una regla general dice que se requiere de un déficit de energía de 3500 kcal para perder medio kg de grasa[1]. Para establecer un déficit semanal de 3500 kcal, es necesario tener un déficit diario de 500 calorías.

De acuerdo con los datos de la encuesta nacional mencionados en la Guía Alimentaria para los Estadounidenses de 2010, se estima que la ingesta calórica promedio reportada entre mujeres y hombres mayores de 19 años es de 1,785 y 2,640 calorías al día[2].

Sin embargo, un estudio realizado en 2003 sobre las diferencias entre las necesidades calóricas estimadas y la ingesta calórica auto reportada entre las mujeres muestra que los sujetos reportaron una ingesta calórica un 25% menor a la real[3].

En otras palabras, las citadas 1,785 y 2,640 calorías en realidad se aproximan más a 2,230 calorías en las mujeres y 3,300 calorías en los hombres. Dado que el Departamento de Agricultura de los Estados Unidos informa que las mujeres sedentarias de 18 años en adelante requieren de 1,600 a 2,000 calorías al día, y los hombres de 18 años en adelante requieren de 2,000 a 2,400 calorías[4] al día, existe un excedente diario promedio de 230 a 630 calorías en las mujeres, y de 900 a 1,300 calorías en los hombres.

Para saber tus necesidades individuales puedes calcular tu tasa de metabolismo basal (BMR por sus siglas en inglés) usando la fórmula de la ecuación de Harris Benedict para determinar tu gasto energético total diario (las calorías que necesitas para mantener tu peso actual). A continuación, puedes restar una cantidad específica de calorías de tu dieta diaria, por ejemplo, 500 calorías, para lograr un déficit de 3,500 calorías a la semana. Busca en Google "calculadora de BMR" o "ecuación de Harris Benedict" para encontrar herramientas útiles que te ayudarán a calcular tu propio gasto total diario de energía.

Ten en cuenta que la ingesta calórica es mayor para las personas con sobrepeso y obesidad. Una persona promedio que desea someterse a una dieta podría tener un excedente diario de 1,000 calorías para las mujeres y más de 1,500 calorías para los hombres. Ahora suma el déficit de 500 calorías por día para la dieta, y como resultado tendrás que eliminar 2,000 calorías de tu ingesta diaria, día a día, solo para perder medio kilo de grasa por semana.

En consecuencia, no puedes revertir años de hábitos alimenticios poco saludables en unos cuantos días o semanas. Las personas que no se dan cuenta de este hecho son más propensas a rendirse. Es tentador rendirte después de tres meses, cuando te das cuenta de que todavía te faltan varios meses – si no es que más de un año – para alcanzar tu peso ideal.

Sin embargo, si estableces las expectativas correctas desde el principio, reducirás en gran medida la tentación de rendirte. Estarás preparado y eso aumentará tu autodisciplina, al tiempo que reducirá la desmotivación.

Si nos enfocamos en una pérdida de peso sostenible a largo plazo, perder medio kilo de grasa a la semana es un número seguro. Esto se traduce en alrededor de 2 kg al mes y 24 kg al año. Calcula la cantidad de peso que deseas perder y cuánto tiempo te tomará basándote en estas cifras, y no en las promesas poco realistas de artículos sobre dietas milagrosas.

Con este conocimiento puedes evitar el síndrome de la falsa esperanza (establecer expectativas poco realistas y fracasar solo para volver a empezar con otro conjunto de expectativas poco realistas) que conduce a frecuentes intentos de cambio frustrantes y fallidos[5]. Tú puedes comenzar tu dieta con el pie derecho, con las expectativas correctas. Si desde el principio estás preparado para el hecho de que lograr tu objetivo te tomará varios meses o más de un año, necesitarás mucho menos fuerza de voluntad para apegarte a tu dieta.

No solo se trata de autodisciplina y fuerza de voluntad

La autodisciplina es una de varias piezas del rompecabezas para el éxito cuando estás a dieta. La autodisciplina – la elección continua de la gratificación aplazada por encima de una recompensa instantánea – es la primera herramienta para apegarte a una dieta. Cubro muchos de los detalles con respecto a la construcción de una poderosa autodisciplina en mis libros *Cómo construir la autodisciplina* y *Autodisciplina diaria*.

La fuerza de voluntad es un concepto similar. Mientras que la mayoría de la gente usa los términos fuerza de voluntad y autodisciplina de forma intercambiable, yo prefiero describir la autodisciplina como algo que se aplica a la actitud general a largo plazo (por ejemplo, tus rutinas diarias), mientras que la fuerza de voluntad es tu habilidad de autocontrol que ejerces en situaciones específicas (por ejemplo, resistir la tentación de comer una rebanada de pastel).

Sin embargo, no puedes esperar tener éxito solo con fuerza de voluntad o autodisciplina. En algunos casos carecerás de estas dos herramientas, y si no posees las otras tres – la motivación correcta, una mentalidad positiva y hábitos establecidos – fracasarás.

Por ejemplo, tu fuerza de voluntad puede fallar cuando comes demasiado y te sientes culpable. Te vuelves propenso a pensamientos como "al diablo todo, lo he arruinado", lo que te conducirá a hacer más trampas. Quedar atrapado en un círculo vicioso casi está garantizado hasta que no utilizas las otras herramientas.

Una mentalidad positiva es la primera de estas herramientas. Si desde el principio piensas que fracasarás, entonces ninguna cantidad de autodisciplina te ayudará a escapar de esta profecía autocumplida. Por otra parte, pensar que los tropiezos son normales, siempre y cuando sigas adelante, puede ayudarte a enfrentar las contrariedades de una manera sensata.

Tener la motivación adecuada – la segunda de estas herramientas – también te puede ayudar. Un hombre de veintitantos años que está tratando de perder peso para atraer a las mujeres tendrá una resolución más débil que una mujer de cincuenta y tantos años que debe perder peso o sufrir un ataque al corazón garantizado.

Por último, pero no menos importante, necesitas de hábitos establecidos. Si realizas una actividad en particular de forma automática (por ejemplo, beber una taza de café por la mañana), no necesitas ninguna cantidad de fuerza de voluntad para seguir repitiendo este comportamiento diariamente.

Entonces, si desarrollas el hábito de comer sano todos los días siempre volverás a tu comportamiento automatizado, incluso cuando enfrentes obstáculos. Es por eso que el desarrollo de hábitos adecuados es otra clave para lograr el éxito; aun si pierdes la fuerza de voluntad durante un corto período, tus hábitos estarán allí para apoyarte.

Estudios han demostrado que, formar un nuevo hábito toma de 18 a 254 días[6]. En promedio, convertir un nuevo comportamiento en algo automático toma 66 días.

Cada día que repites el hábito que planeas convertir en una parte de tu rutina diaria, necesitas menos disciplina para apegarte a él. Más adelante cubriremos detalladamente cómo adherirte a tus hábitos por el tiempo suficiente para convertirlos en hábitos arraigados.

Tu dieta importa poco (y a veces mucho)

El Dr. David Katz y Stephanie Meller del Centro de Investigación Preventiva de la Universidad de Yale compararon varias dietas populares, tales como la dieta baja en carbohidratos, dieta baja en grasa, dieta de bajo índice glucémico, dieta mediterránea, dieta mixta/balanceada (DASH), dieta paleolítica, dieta vegetariana, y elementos de otras dietas comunes para bajar de peso[7].

La conclusión de su investigación es que cada dieta está asociada con el fomento de la salud y la prevención de enfermedades, siempre y cuando incluyan "alimentos mínimamente procesados, lo más naturales posibles, predominantemente de origen vegetal".

En otras palabras, siempre y cuando elijas una dieta que, de una u otra forma, se centre en comer alimentos sin procesar y evite los altamente procesados, estarás bien. Ya sea que elijas una dieta baja en carbohidratos, una dieta Paleo, dieta DASH, o cualquier otra dieta popular, puedes esperar resultados similares, siempre y cuando la sigas.

Lo único que hace la diferencia al elegir una dieta es el impacto que tiene en tu autodisciplina. Mientras que todas las dietas mencionadas pueden funcionar, esto no quiere decir que todas te funcionarán a ti.

Para algunas personas, una dieta baja en carbohidratos es una pesadilla, porque se sienten demasiado restringidos si no pueden comer cualquiera de sus alimentos preferidos con alto contenido de carbohidratos. Para otras personas, una dieta Paleo y la exclusión de todo tipo de granos es algo demasiado difícil. Antes de comprometerte con una dieta, pregúntate cuál te suena demasiado restrictiva, y cuál suena soportable o incluso fácil.

Yo me sometí a una dieta de carbohidratos lentos[8] para mi propia pérdida de peso porque me gustó su simplicidad y porque ofrece la posibilidad de disfrutar de mis comidas favoritas semanalmente.

Más tarde, la modifiqué y luego la abandoné una vez que logré mi peso deseado y quise hacer la transición a algo más sostenible con menos restricciones. Sin embargo, me funcionó bien durante el período de pérdida de peso sin desafiar demasiado mi fuerza de voluntad.

Fue la adecuada para mí. Una dieta vegetariana, por ejemplo, no lo habría sido porque me resultaría muy difícil dejar de comer huevos y lácteos.

Elige tu dieta cuidadosamente, pero no pienses demasiado en términos de efectividad. En su lugar, concéntrate en qué tan fácil o difícil suena mantenerla durante los próximos meses (o el período necesario para lograr tu peso deseado que has calculado con la regla de 3,500 calorías por medio kg de grasa).

El cambio permanente no se trata de ponerse a dieta

Demasiadas personas creen que todo estará perfecto si solo se someten una dieta de tres meses, pierden unos cuantos kilos, y luego vuelven a sus viejos hábitos alimenticios. Siento decirlo, pero no es así.

Si quieres cambios permanentes, tienes que cambiar tu vida permanentemente. Una dieta (incluyendo las más restrictivas) puede ayudarte a alcanzar tu peso deseado, pero es solo el primer paso hacia una salud óptima.

Una vez que termines con tu dieta para bajar de peso será el momento de hacer otros cambios permanentes en tus hábitos alimenticios. Los primeros meses de tu dieta, cuando estás en un déficit de calorías, serán diferentes de la dieta que seguirás una vez que pierdas el exceso de peso y quieras volver al nivel de calorías que necesitas para mantener tu peso. Si piensas en tu dieta en términos de "bueno, voy a seguirla durante unos meses, perder lo que tengo que perder y luego volver a comer pizza para el desayuno", solo te decepcionarás porque recuperarás rápidamente el peso perdido (y algunos kilos más).

Examinaremos los hábitos apropiados y construiremos tu nuevo estilo de vida en los capítulos

5 y 6. Por ahora, recuerda que si no estás comprometido a hacer cambios permanentes en tu vida (y sí, esto incluye disminuir o dejar de comer ciertos alimentos), mejor deberías cerrar este libro ahora y olvidarte de las dietas porque no cambiará nada en un plano más general.

Las dietas extremas pueden ser más eficaces (y aumentar tu fuerza de voluntad)

Contrario a la creencia popular, siempre y cuando tengas sobrepeso u obesidad, la pérdida de peso rápida puede ser más eficaz que la pérdida de peso lenta (aunque no es beneficiosa para personas de la tercera edad[9] o personas muy delgadas[10]).

Una revisión llevada a cabo en el 2000 por investigadores daneses demostró que "una mayor pérdida inicial de peso inducida sin cambios en el estilo de vida (por ejemplo, dietas de fórmula líquida o medicamentos anorexígenos) mejora el mantenimiento del peso a largo plazo, siempre que sea seguido por un programa integrado de mantenimiento de peso de 1-2 años"[11].

Una revisión conducida en 2001 por un científico holandés ha demostrado que "existe evidencia de que una mayor pérdida de peso inicial mediante dietas muy bajas en calorías ('very-low-calorie diets' o VLCD por sus siglas en inglés) con un programa de seguimiento activo de mantenimiento de peso, incluyendo terapia de comportamiento, educación nutricional y ejercicio, mejora el mantenimiento del peso"[12].

Investigadores que realizaron un estudio en 2010 entre 262 mujeres de mediana edad con obesidad también encontraron que existen "ventajas, tanto a corto, como a largo plazo en lo que respecta a la pérdida de peso inicial rápida. Quienes bajaron de peso rápidamente presentaron una mayor reducción y mantenimiento del peso a largo plazo, y no fueron más susceptibles a recobrar el peso perdido en comparación con quienes perdieron peso gradualmente"[13].

Por último, un estudio australiano llevado a cabo en 2014 acerca de cómo afecta la tasa de pérdida de peso al control del peso a largo plazo, ha demostrado que "la tasa de pérdida de peso no afecta a la proporción de peso recuperado dentro de 144 semanas"[14]. En otras palabras, no hubo una diferencia entre el grupo con pérdida de peso gradual y el grupo con pérdida de peso rápida en términos de quién lo recuperó.

Como concluyeron los científicos, "estos hallazgos no son consistentes con las pautas dietéticas actuales que recomiendan una pérdida gradual de peso por encima de una pérdida rápida, basadas en la creencia de que el peso perdido rápidamente es recuperado más rápidamente también".

Si deseas iniciar tu dieta con un impulso en tu motivación y aumentar tu fuerza de voluntad para el futuro, considera una dieta para pérdida peso rápida que te ayudará a rebajar algunos kilos en las primeras semanas.

Solo recuerda que el objetivo es perder grasa rápidamente, no músculo o peso de agua a través de la deshidratación, por esta razón, asegúrate de que tu dieta incluye suficiente proteína y agua. Una vez que la dieta se vuelva demasiado difícil de mantener, hazla menos drástica (aumenta tu consumo diario de calorías, o incluye ciertos grupos de alimentos que fueron prohibidos antes, pero que son saludables).

Si eres una persona impaciente, cuando veas resultados más rápidos estarás más determinado a seguir adelante que si comienzas lentamente. Si estás contento con un progreso sin prisas, un enfoque lento y estable también te funcionará.

5 DESCUBRIMIENTOS IMPORTANTES PARA AUMENTAR TU AUTODISCIPLINA CUANDO ESTÁS A DIETA: BREVE RESUMEN

1. Someterse a una dieta toma mucho tiempo. Si no estableces las expectativas correctas, inevitablemente fracasarás. Calcula cuánto peso puedes perder con la regla de un déficit de 3,500 calorías a la semana para quemar medio kilo de grasa. Acepta que una pérdida lenta es el resultado más probable, y no los resultados sugeridos por los creadores de las dietas milagrosas. Utiliza una calculadora de BMR y la ecuación de Harris Benedict para averiguar tu gasto diario de energía individual y luego calcula tu déficit semanal.

2. Cuando estás a dieta no puedes depender únicamente de tu fuerza de voluntad. Si no tienes la motivación correcta y una actitud positiva, será difícil seguir adelante cuando todo vaya mal. Desarrolla hábitos positivos para apoyar tu fuerza de voluntad.

Los repetirás automáticamente, incluso si tu fuerza de voluntad falla.

3. Siempre y cuando tu dieta se centre en alimentos integrales, no importa si sigues una dieta Paleo, una dieta baja en carbohidratos o una dieta de bajo índice glucémico. Todas estas dietas pueden conducir al éxito. Lo que importa es que la dieta se ajuste a quien la hace. Si la dieta que deseas seguir es demasiado restrictiva para tu situación personal (por ejemplo, prohíbe las frutas y a ti te encanta comerlas), es probable que te conduzca a un fracaso. Elige la dieta que más se adapte a tus hábitos alimenticios, y que puedas mantener a largo plazo.

4. El cambio permanente no se trata de ponerse a dieta. Si ves la dieta como una solución a corto plazo (y luego quieres volver a tus antiguos hábitos alimenticios poco saludables), nunca harás cambios duraderos en tu vida. Es solo cuando combinas la dieta con el desarrollo de hábitos de alimentación adecuados y permanentes, que puedes lograr el éxito para toda la vida.

5. Las dietas para pérdida rápida de peso pueden ser más exitosas que las dietas regulares si tienes sobrepeso u obesidad. Si eres impaciente y propenso a rendirte si no ves resultados rápidos, considera seguir una dieta más extrema durante unas cuantas semanas. Una vez que veas rápidos resultados tangibles, te sentirás motivado a seguir adelante (incluso cuando cambies a una dieta más segura y más lenta).

Capítulo 2: Cómo combatir los antojos

No importa si tu resolución es fuerte o no, en algún momento durante tu dieta experimentarás antojos.

Los antojos abrumadores pueden conducirte a un inesperado e incontrolable atracón de alimentos poco saludables, lo que con frecuencia conduce a la culpa y al abrupto término de la dieta.

¿Cómo puedes mejorar tu autocontrol y manejar los antojos con más facilidad? ¿Acaso es posible? En este capítulo exploraremos las respuestas a estas preguntas.

La esencia de un antojo

Los antojos generalmente son desencadenados por una señal determinada, seguida por una acción específica (tu hábito).

Si tienes un antojo de chocolate, puede ser porque viste a alguien comiendo un chocolate. El hábito, a continuación, es comprarte un chocolate.

Si no puedes dejar de pensar en comer pizza después de pasar frente a una pizzería, entonces esa es tu señal. El hábito es detenerte y ordenar una pizza.

Si piensas en un helado cuando terminas de comer, entonces tal vez tu señal es que estás acostumbrado a comer un postre y tu cuerpo se ha habituado a esperarlo en una hora específica.

Una señal conduce a la tentación, que a su vez conduce a la acción (errónea).

Afortunadamente, aunque las señales son difíciles de cambiar, podemos cambiar los hábitos que las siguen. Si actualmente una de tus señales es que tienes que comer algo dulce a las 2 pm, el antojo se disparará en tu cerebro exactamente a las 2 pm. El hábito que le sigue – por ejemplo, comer un chocolate – está garantizado, a menos que lo modifiques.

Si cedes y te comes el chocolate harás que la asociación sea más fuerte. Si resistes y lo reemplazas con una alternativa saludable (por ejemplo, una manzana en lugar de un chocolate), eventualmente dejarás de tener el antojo de un chocolate y en su lugar se te antojará una manzana. Por supuesto los primeros intentos serán difíciles, pero resistirte a la vieja acción será más fácil con el tiempo.

Lo difícil es soportar el período de cambio. Es fácil decir "reemplázalo con una alternativa saludable". Es difícil hacerlo cuando no puedes dejar de pensar en un delicioso pastel de chocolate.

Existen varias maneras de vencer tus tentaciones. El primer paso es...

Elimina las tentaciones

Quitar las tentaciones de tu vista es la estrategia más simple y eficaz para hacer frente a los antojos.

Si no tienes alimentos prohibidos en casa, será más fácil resistir la tentación de hacer trampa. Si siempre están al alcance de tu mano, estás haciendo que apegarte a tu dieta sea innecesariamente difícil.

Comienza tu compromiso eliminando los alimentos poco saludables de tu refrigerador y tu despensa. De lo contrario, un día de trampas no programado está destinado a suceder antes de lo que crees. Este no es un consejo opcional; es obligatorio si es que estás tomando en serio tus resultados.

Existe un mundo de diferencia entre un chocolate que está frente a ti y uno en una tienda a 15 minutos de distancia.

En el primer caso, todo lo que tienes que hacer es dar unos pasos, abrir la alacena y en un instante la comida ya está en tu boca. En el segundo caso, tienes que ponerte los zapatos, coger las llaves del coche, meterte al coche, conducir hasta la tienda, encontrar la comida que deseas, comprarla y volver a casa. Si el antojo es débil, es posible que no estés de humor para hacer todo esto solo para satisfacerlo.

El mismo consejo se aplica a cualquier otro elemento a tu alrededor que te genera la tentación: la televisión (anuncios), conducir frente a tus restaurantes favoritos de comida rápida, etc.

Si siempre que tienes antojos en el trabajo vas a la máquina expendedora a comprar algo poco saludable, entonces no lleves dinero contigo. Aun cuando te sientas tentado a comprar esa golosina ¿qué vas a hacer si no tienes dinero? ¿Pedir prestado a un colega?

"Hola, Jorge. ¿Me prestas unas monedas para que pueda darme un atracón de estas deliciosas golosinas?" Eso debería ser suficiente impedimento para no hacerlo.

Si tu rutina diaria incluye conducir frente a tu restaurante favorito, cambia la ruta para que no te sientas tentado a caer en tus viejos hábitos.

Si los anuncios te dan hambre, no mires la televisión, o sal de la habitación durante los anuncios. Mientras menos disparadores encuentres diariamente, más fácil será hacer frente a los antojos.

En cierta ocasión, tuve el antojo de un chocolate en particular durante varios días seguidos. Cuando finalmente sentí que podía ceder, no estaba de humor para conducir a la tienda solo para comprarlo y el deseo había desaparecido. Estoy seguro de que si lo hubiera tenido en casa no habría dudado en comerlo.

Es posible que no estés consciente de varias señales que resultan en antojos. Hacer una lista de las situaciones en las que más sientes antojos te ayudará a encontrar formas de eliminar las tentaciones o las señales peligrosas. Digamos que escribes:

- cada vez que conduzco frente a mi restaurante de hamburguesas favorito y quiero detenerme a comprar algo,

- cada vez que paso por a la máquina expendedora en el trabajo y me doy cuenta de que es la hora del almuerzo,

- cada vez que no como una deliciosa comida satisfactoria y siento la necesidad de comer algo sabroso,

- cada vez que tomo una siesta y despierto con un antojo de algo dulce,

- cada vez que me reúno con una amiga para tomar un café y ella pide un pastel de chocolate.

Ahora puedes encontrar maneras de eliminar estas situaciones y señales de tu vida. Así pues:

- no conduzcas frente a tu restaurante de hamburguesas favorito. Encuentra una ruta diferente, aunque signifique un viaje más largo.

- no pases por la máquina expendedora de ser posible. De lo contrario, no lleves contigo efectivo ni tarjetas de crédito al ir al trabajo.

- aprende a cocinar sabrosas comidas que te sacien, o come en un restaurante de comida saludable. Haz todo lo posible por evitar comidas insípidas y encuentra comidas deliciosas *y* saludables.

- deja de tomar siestas si no puedes controlar los antojos. Si no puedes vivir sin tomar siestas, elimina de tu casa todos los tipos de dulces (de todos modos, ya deberías haberlo hecho) y solo conserva las frutas. Pronto desarrollarás el hábito más sano de elegir una fruta después de una siesta.

- lleva a tu amiga a otro lugar donde no pueda ordenar algo poco saludable. Haz una comida fuerte y que te sacie antes de reunirte con ella para que no tengas hambre. Solo lleva el suficiente dinero en efectivo (y no tu tarjeta de crédito) para pagar el café y nada más.

Es más fácil eliminar el peligro de un antojo antes de sentirlo, que tener que aprender a usar tu fuerza de voluntad para resistirlo. Más vale prevenir que lamentar. Traza un plan de acción y cambia tus rutinas para mejorar tus posibilidades de éxito.

El poder de la espera

En el famoso experimento de Stanford sobre la gratificación aplazada, los científicos ofrecieron a un grupo de niños la elección entre una pequeña recompensa inmediata (un malvavisco, una galleta o un pretzel) o dos pequeñas recompensas 15 minutos más tarde[15]. Durante el período de espera, el examinador salió de la habitación, dejando a los niños con la tentadora recompensa al alcance de su mano. Algunos niños se dieron por vencidos y se comieron la recompensa inmediatamente, perdiendo así las dos recompensas más adelante, mientras que otros lograron resistir la tentación.

Los estudios de seguimiento posteriores demostraron que, los niños que fueron capaces de resistir la tentación resultaron ser más exitosos en la vida (según lo medido por sus resultados en los exámenes de admisión universitaria, su incidencia de problemas de comportamiento, y su IMC)[16].

¿Cómo combatieron los niños la tentación, especialmente si se toma en cuenta la falta de autodisciplina entre los niños en comparación con los adultos? Se distrajeron a sí mismos.

Como observó el líder la investigación, Walter Mischel, algunos "se taparon los ojos con las manos o se dieron la vuelta para no ver la bandeja, otros comenzaron a patear el escritorio, o se dieron tirones de pelo, o acariciaron el malvavisco como si fuera un pequeño animal de peluche."

Si bien acariciar el chocolate que no quieres comer o patear tu escritorio cada vez que te sientes tentado a ceder no suena como una gran estrategia, la idea general detrás de ella – la autodistracción – sí lo es.

Resistir la tentación durante quince minutos suele ser suficiente para disminuir el antojo o eliminarlo por completo.

Siempre que tengas un antojo, prométete que esperarás quince minutos, y luego toma la decisión de si vas ceder o no. Si el antojo sigue ahí, date otros quince minutos.

Mientras esperas quince minutos (o 30, o 60, o lo que sea que te funcione) antes de actuar para satisfacer el antojo, distráete. Mejor aún, en vez de intentar *no* pensar en la tentación, trata de concentrarte por completo en otra cosa hasta que pase.

Llama a un amigo. Empieza a ver una película. Sal a caminar. Juega con tu mascota. Lee algo. Ocúpate en una tarea que hayas estado posponiendo por mucho tiempo (¿hacer la limpieza?). Lo que sea que elijas, asegúrate de sumergirte en la actividad para que puedas olvidarte del antojo.

Usa tu imaginación para matar tu antojo

Algunos tipos de alimentos no saludables te perjudican tanto que es mejor evitarlos para siempre o comerlos en muy contadas ocasiones. Estos incluyen, entre otros: papas fritas, soda (incluyendo soda dietética con edulcorantes artificiales dañinos), palomitas de maíz de microondas (las hechas con aire caliente están bien), y cereales azucarados.

¿Cómo puedes destruir de forma permanente tus antojos de estos alimentos adictivos si los has estado comiendo por mucho tiempo? Cambiando tus asociaciones, lo que funciona casi como lavarte de cerebro.

La técnica consiste en hacer que la comida que se te antoja sea lo más indeseable posible. En lugar de distraerte tratando de no pensar en el antojo, concéntrate en la comida que deseas comer, pero hazla poco agradable.

Puedes imaginarte dándote un atracón de chocolate y darte cuenta de lo poco atractivo y débil de mente que te verás. Recuerda lo inflamado o incómodo que te sientes después de comer cierto antojo que es poco saludable. Imagínate comiéndolo delante de todo un grupo de personas.

Puedes examinar los ingredientes de la comida que deseas comer y leer sobre los efectos negativos que tienen en tu cuerpo. Haz que sea lo más real posible. Lee acerca de la vida cotidiana de personas extremadamente obesas, busca información de trasplantes de corazón en Wikipedia e imagina que esto es lo que podría sucederte si continúas comiendo los alimentos que se te antojan.

Imagínate en tu lecho de muerte mientras tu familia te mira con tristeza, sabiendo que, de no ser por tu dieta poco saludable, todavía estarías vivo.

Piensa en el ejemplo que le estás dando a tus hijos. ¿Te gustaría que padecieran de obesidad y una mala salud en el futuro porque tuvieron muchos ejemplos tuyos atiborrándote de comida chatarra?

Sí, estoy consciente de lo angustiosos que son estos ejemplos. Tienen que ser incómodos y emocionales para que te den un impulso de motivación negativa. Si arruinas tus asociaciones positivas con la comida que se te antoja, es muy probable que ya no la querrás (al menos esta vez).

Yo solía comer una increíble cantidad de macarrones con queso. Era una de mis comidas básicas. Fue un reto dejar de comerla todos los días, y no se diga permanentemente.

Unos cuantos años de seguir sistemáticamente mis nuevos hábitos alimenticios han corregido mi dependencia a los macarrones con queso, pero a veces todavía se me antojan.

Si no quiero hacer trampa en un día determinado cuando siento el antojo, recuerdo cuántas molestias digestivas me causa. Trato de imaginar cómo rápidamente el sabor pasa de ser increíble (los primeros bocados), a simplemente bueno (unos minutos más tarde), a "no puedo comer más" (mientras todavía queda algo de comida en el plato). También recuerdo una desagradable imagen de un estómago digiriendo pasta que una vez vi en línea.

Como señala la brecha de la empatía caliente-fría[17], por lo general nos resulta difícil imaginar y entender cómo se siente estar en un estado opuesto. Si nos sentimos satisfechos, es difícil entender cómo el hambre puede vencer nuestro autocontrol. O si estamos enojados o tristes, es difícil entender cómo se siente ser feliz. O si no estamos sexualmente excitados, no somos capaces de predecir el tipo de decisiones sexuales arriesgadas que podríamos tomar al estar en el estado de empatía "caliente"[18].

En el caso del antojo por comer macarrones con queso, es difícil imaginar que *no* será delicioso comerlos. Es solo cuando cedes que llegas a experimentar la emoción que nunca habrías esperado durante tu estado "caliente" (y entonces, te es difícil creer que no pudiste resistir la tentación, dada lo insatisfactoria que resultó la experiencia).

Ser consciente de este sesgo puede ayudarte a evitar ceder a una tentación. En lugar de (otra vez) sentirte desconcertado por haber imaginado que la comida prohibida era tan buena (y descubrir que realmente no era tan increíble, y solo haber obtenido la culpa como recompensa), piensa en ello antes de tomar la decisión equivocada.

Imagínate – tanto como te sea posible – que no sabrá tan deliciosa como piensas. La lógica no siempre funciona para evitar estas decisiones equivocadas (después de todo, es un antojo emocional), pero puede ayudar.

Utiliza tu progreso para combatir los antojos

La razón más importante por la que debes tomar medidas y fotos de tu cuerpo es para dar seguimiento a tu progreso. Si no sabes si estás adelgazando o si tu

39

peso sigue siendo el mismo, es difícil mantener la fuerza de voluntad y seguir adelante.

Sin embargo, hay otra razón por la que debes hacerlo: es un arma poderosa en la lucha contra los antojos, especialmente durante una posterior fase de la dieta. Si tomas fotos cada pocas semanas y te pesas semanalmente (o quincenalmente), es fácil ver el progreso y obtener un impulso de motivación.

Si sientes que estás a punto de sucumbir a un antojo, echa un vistazo a las fotos y gráficos de tu progreso para ver tu reducción de peso. Considera el hecho de que, si cedes, lo más probable es que pongas en riesgo tu futuro progreso. En muchos casos, esto será suficiente para resistir la tentación o al menos reducir su intensidad.

Incluso al terminar tu dieta, pesarte cada semana es un buen hábito para comprobar si tus nuevos hábitos alimenticios te funcionan o si necesitas cambiarlos. Sin embargo, no solo te bases en el peso; medir tu cintura y caderas junto con la supervisión de tu peso te da una mejor imagen de tu físico. Un sistema de seguimiento tan simple también te ayudará a mantener hábitos saludables y evitar los antojos.

Programa tus antojos

Es útil ser una persona autodisciplinada, pero no significa que las cosas tengan que ser difíciles. Mientras más fácil sea la dieta, será menos probable que cedas a las tentaciones y te rindas.

En mi caso, al seguir una dieta con un día de trampa semanal claramente designado, sabía que solo tenía que posponer mis antojos por unos días.

No era necesario renunciar para siempre a mis comidas favoritas poco saludables, sino solo por unos días. Después de algún tiempo dejé de sentir tanto antojo por estos alimentos, así que, al final de cuentas, tomar la salida fácil (hacer trampa cada semana) fue mejor que hacer las cosas demasiado desafiantes (no permitirme ninguna trampa).

La ciencia también está de acuerdo en que hacer trampa con las comidas es un recurso valioso. Comer en exceso (durante una dieta baja en calorías) ayuda a aumentar los niveles de producción de leptina — una hormona proteica que regula el peso corporal y la

41

energía — en casi un 30% hasta por 24 horas[19]. Este aumento posterior a la trampa acelera el metabolismo y también puede dar como resultado una mayor motivación[20].

La forma más segura de hacer un día de trampa es elegir un día específico a la semana, digamos el sábado (dado que la mayoría de la gente come socialmente durante los fines de semana) y limitar todos los alimentos poco saludables a ese período desde que te levantas hasta el momento en que te vas a la cama.

Cuando tu día flexible de trampa sirve principalmente como un descanso físico, come lo que quieras, cuánto quieras (dentro de lo razonable, sin causarte estragos). El objetivo es dejar de pensar en tu dieta, en cualquier tipo de restricciones, y simplemente disfrutar de la comida. Un día de darte un banquete no arruinará todo tu progreso (siempre y cuando mantengas un déficit estricto durante los seis días restantes), y el descanso psicológico te ayudará a apegarte a una dieta a largo plazo.

Solo mantén una cosa en mente: ningún rastro de tu día trampa debe quedar en tu refrigerador o en tu despensa al día siguiente. Come todo lo que compres el mismo día, o si no puedes terminarlo, dáselo a alguien más. Alternativamente, pide a alguien que te lo guarde hasta el próximo día de trampa. Bajo ninguna circunstancia lo dejes en casa; si sigues un día de trampa con otro día de trampa no planeado, lo más probable es que arruines tu dieta.

Cómo aprovechar al máximo el día de trampa

Desafortunadamente, solo los días de trampa de alto contenido de proteínas, altos en carbohidratos y bajos en grasa afectan los niveles de leptina[21]. En otras palabras, si tu único propósito al hacer trampa es aumentar tus niveles de leptina, tendrás que decir que no a la pizza, el helado, el chocolate y otros alimentos grasos.

No suena como día de trampa muy feliz, ¿verdad? Si quieres ser estricto al respecto, puedes estructurarlo de esa forma. Si prefieres la flexibilidad a costa de un progreso más lento, no controles tus días de trampa tan estrictamente.

Hacer trampa tiene efectos tanto fisiológicos como psicológicos. Aun si no obtienes los máximos beneficios fisiológicos porque eliges no tener un día bajo en grasa, todavía puedes disfrutar de los psicológicos.

Darte un descanso programado te ahorrará los sentimientos de culpa. En lugar de entrar en el circulo vicioso posterior a la culpabilidad ("ya metí la pata, no tiene sentido volver al buen camino") – que sin duda pasará, porque pocas personas pueden adherirse a una dieta estricta con el 100% de eficacia – te sentirás bien sabiendo que todo estaba planeado de antemano.

Se trata de un compromiso a largo plazo, no de privarte de todo y esperar poder combatir todas las tentaciones. Siempre y cuando mantenga hábitos alimenticios saludables el 80-90% del tiempo, todo estará bien. Cuanto más tiempo te adhieras a una dieta saludable, mejor será tu salud, incluso con retornos ocasionales a alimentos menos que saludables.

Para reducir los efectos negativos del aumento en el consumo de calorías, considera comenzar tu día de trampa con ejercicios de agotamiento de glucógeno con el estómago vacío por la mañana. Una sólida sesión de levantamiento de pesas en el gimnasio puede funcionar.

Algunas personas siguen los días de trampa con días de ayuno, es decir, días sin comer nada en absoluto o con solo una pequeña comida rica en proteínas. Así es como suelo estructurar mis días de trampa: el día posterior a un mayor consumo de calorías es un día de cero calorías, solo agua (el té y el café negro también están permitidos).

Como el fisicoculturista y entrenador, John Romaniello, escribe, "darle un día libre a tu sistema digestivo tiene sus beneficios. No solo obligarás a tu cuerpo a utilizar más eficientemente la sobrecarga calórica del día anterior, sino que TAMBIÉN [sic] dejarás que las cosas menos que saludables salgan de tu cuerpo un poco más rápido"[22].

Siempre y cuando no tengas ningún padecimiento que te impida hacer un día de ayuno (habla con tu médico antes de intentarlo), es una manera poderosa de sobrecargar tus resultados al hacer dieta, mientras que también te enseña a tener más autocontrol.

Un día de ayuno no solo permitirá que tu sistema digestivo se recupere, sino que también te ayudará a evitar cualquier efecto secundario del día de trampa. Además, puede aumentar tu tasa de pérdida de peso, después de todo, logras un déficit en tu consumo diario total de calorías.

Al día siguiente al ayuno, come lo que normalmente comes durante tus días regulares de dieta. No trates de consumir más calorías para compensar las del día anterior, el punto es omitirlas. Si sientes que los días de trampa no te ayudan a mantener la autodisciplina a largo plazo, no los hagas o hazlos con menos frecuencia. Dependiendo de tu fortaleza mental al estar a dieta, darte un día libre puede recordarte los alimentos que quisieras dejar de comer y dar lugar a más antojos durante la próxima semana de la dieta.

Sin importar lo que decidas sobre los días de trampa, evita hacer trampa diariamente. Comer pequeñas cantidades de alimentos prohibidos todos los días es peor que comer enormes cantidades de alimentos prohibidos una vez por semana.

En el primer caso, no hace nada para ayudar a romper el hábito de comer cosas poco saludables. Aún estarás acostumbrado al sabor de los alimentos poco saludables y se te antojarán todos los días. En el segundo caso, los comerás con menos frecuencia, por lo que tendrás más tiempo para desacostumbrarte y cambiar permanentemente tus hábitos alimenticios.

Qué hacer cuando cedes

Por eficaces que sean las técnicas que he compartido contigo, está casi garantizado que no siempre resistirás las tentaciones. Si sucumbes a un antojo o haces un día de trampa no programado, el riesgo de fracasar se eleva. Sin embargo, el acto de comer alimentos prohibidos en sí no es lo que arruinará tu dieta, sino tu respuesta psicológica.

Las personas que experimentan un fracaso al estar a dieta pueden reaccionar de dos maneras:

1. Desaliento, se califican como débiles y se victimizan a sí mismos. Solo existe un resultado para este comportamiento: el fracaso de la dieta. Unas

47

cuantas semanas o meses después vuelven a comenzarla, solo para fallar una vez más cuando se torturan de nuevo tras otro pequeño fracaso.

2. Reconocer el error, tratar de identificar lo que les hizo tropezar, recordarse que no son perfectos, sino que se trata de un proceso, y seguir adelante. El éxito está garantizado para estas personas.

Si tienes un tropiezo, no te tortures. La mayoría de las veces culparte por ello solo agravará el problema. En lugar de pensar "Tropecé, pero ahora voy a volver al buen camino", la culpa te hará pensar "Soy un fracaso. Ya no tiene sentido seguir a dieta".

Reconoce que has cometido un error y sigue adelante. Un desliz no arruinará tu progreso a menos que tú lo permitas al sentirte excesivamente culpable por él. Se trata del proceso a largo plazo, y no de un solo evento.

CÓMO COMBATIR LOS ANTOJOS: BREVE RESUMEN

1. Las señales desencadenan los antojos. Es difícil cambiar una señal, pero es posible cambiar la rutina subsecuente (como comer un chocolate). La clave es continuar realizando sin falta la nueva acción en lugar de la antigua durante el tiempo que sea necesario para establecer un nuevo hábito, generalmente por al menos 66 días.

2. La manera más simple de combatir los antojos es eliminar las tentaciones de tu entorno. Cuanto más difícil sea satisfacer tus antojos, menos probable será que sucumbas a ellos.

Compara el tener un chocolate a tu alcance con la necesidad de conducir a la tienda para comprarlo. Si estás cansado después del trabajo, es posible que tu pereza le gane al antojo.

Haz una lista de todas las situaciones y señales que te hacen sentir antojos y encuentra maneras razonables de eliminarlos de tu vida, o al menos reducir en gran medida el riesgo de no ser capaz de superar la tentación (por ejemplo, comer una comida satisfactoria antes de reunirte con un amigo en un restaurante de comida rápida).

3. Esperar a que se te pase el antojo es la forma más simple y, probablemente, la más eficaz para combatirlo. El truco es distraerte (o cambiar tu enfoque) durante el tiempo suficiente para dejar pasar la sensación. Lo ideal sería no obsesionarte con *no* pensar en el antojo, sino encontrar algo más que hacer que cambie tu enfoque.

4. Puedes matar los antojos al imaginar detalladamente las cosas malas que sucederán si comes cierto alimento poco saludable. Puedes investigar lo que le está haciendo a tu cuerpo a largo plazo. Puedes imaginarte sucumbiendo a un antojo, fracasando con tu dieta y padeciendo de obesidad mórbida. Hazlo emocional y vívido, y posiblemente que el antojo se te pasará.

Ten en cuenta que, debido a la brecha de empatía caliente-frío, los seres humanos somos malos para predecir cómo nos sentiríamos en un estado "caliente" cuando nos encontramos en un estado "frío" (y viceversa). Por esta razón, no esperes tener el mismo nivel de autocontrol que tienes cuando sientes hambre que cuando tu estómago está lleno. Del mismo modo, no esperes que la comida que se te antoja sepa tan increíble cuando la comes (en el estado "frío") que como cuando te la imaginas mientras tienes el antojo (en el estado "caliente").

5. Toma medidas y fotos de tu cuerpo con regularidad. Siempre que tengas un antojo, míralas para que te recuerden lo mucho que ya has progresado y que no quieres arruinarlo al sucumbir a una tentación.

6. Durante las etapas iniciales de la dieta, los antojos raramente desaparecen. Si sabes que podrás satisfacerlos dentro de unos cuantos días (al programar días de trampa), será más fácil manejarlos. Todo lo que tienes que hacer es posponerlos. Los días de trampa semanales ofrecen un valioso respiro psicológico, además de otros beneficios para tu cuerpo que pueden ayudar a elevar tu tasa de pérdida de peso. Para obtener los máximos beneficios, considera comenzar tu día de trampa haciendo

ejercicio y ayunar al día siguiente (solo no hagas otro día de trampa al día siguiente).

7. No te sientas culpable cuando tengas un tropiezo. Reconoce tu error, aprende tu lección y sigue adelante. Si pasas demasiado tiempo pensando en ello, la alimentación motivada por la culpa puede llevarte a una espiral descendente.

Capítulo 3: Cómo decir adiós a los alimentos poco saludables

Combatir los alimentos poco saludables y salir victorioso es una larga y agotadora batalla. Las tentaciones – esos soldaditos que usan los alimentos poco saludables para conducirte a una trampa – están en todas partes. Aun si alguien te encerrara durante semanas en una habitación repleta de frutas y verduras, al momento de salir correrías a la tienda o al restaurante más cercano para comer algo poco sano.

Por lo tanto, necesitamos aprender a encontrar alternativas sanas y sabrosas para los alimentos poco saludables (para que no pospongas tus antojos, sino que los reemplaces por completo), aprender a mejorar el sabor de los alimentos saludables (que requieren más esfuerzo que la comida chatarra), y manejar las restricciones de la manera correcta. Y éstos son precisamente los conceptos que abordaremos en este capítulo.

Idea alternativas sanas y sabrosas

Como ya he comentado en mi libro anterior, *Autodisciplina diaria*, extrañar sus comidas favoritas como la pizza, los chocolates, el helado o las papas fritas, no es la única razón por la que la gente no puede superar los antojos. También ceden porque nunca desarrollan alternativas permanentes a ellos. Éstos son algunos de los consejos que impartí en el libro anterior, además de algunos consejos adicionales...

A menos que desarrolles una alternativa agradable a los alimentos poco saludables que te gustan, siempre los extrañarás, tanto, que resistirte a esos antojos va a ser muy difícil.

Si no tienes una alternativa saludable que pueda darte al menos la mitad de la satisfacción que te da la comida poco saludable, tarde o temprano cederás a la tentación de comerla. En un mundo ideal no cederías. En el mundo real, la fuerza de voluntad rara vez puede durar tanto tiempo.

Sin embargo, ¿puedes adivinar lo fácil que es mantener una dieta que te permite comer todo lo que quieres? La clave es encontrar alternativas saludables que te proporcionen lo que quieres (que normalmente proviene de alimentos poco saludables).

Por lo general, hay ciertas cosas que extrañamos de un alimento poco saludable en particular. Si se trata de chocolate, tal vez extrañes su sabor dulce. Tal vez es la textura y el sabor dulce. Tal vez es solo su olor. Si tienes antojo de pizza, tal vez lo que más se te antoja es el queso derretido. Si puedes averiguar lo que extrañas más será más fácil encontrar alternativas.

Seamos honestos, no se puede reemplazar el dulce sabor del chocolate derritiéndose en tu boca con una insípida pieza de brócoli. Sin embargo, es probable que puedas hacerlo (hasta cierto punto, al menos lo suficiente para no extrañar el chocolate diariamente) con:

- todos los tipos de bayas (fresas, frambuesas, arándanos, ¿a quién no le encantan?),

- chocolate oscuro (que es mucho más saludable, y debido a su intenso sabor – estamos hablando de un contenido de cacao de alrededor del 70% – necesitas mucho menos para satisfacer tu gusto por lo dulce),

- smoothies (solo no abuses de ellos, ya que tienen una gran cantidad de fructosa),

- miel de alta calidad (existe un mundo de diferencia entre la miel comercial barata y las variedades orgánicas caseras; experimenta con diferentes sabores)

- algarroba (aunque no es algo que puedas comer diariamente como una alternativa saludable, es mejor que el chocolate regular)

¿Qué tal la pizza? Puedes aprender a prepararla tú mismo con harina de trigo integral, salsa de tomate hecha en casa, verduras orgánicas y queso de buena calidad. También puedes preparar una frittata o un quiche, los cuales son muy similares a la pizza.

¿Helado? Puedes comer helado de yogurt natural y mezclarlo con algunas bayas, en lugar de consumir helados comerciales. También puedes hacerlo tú mismo. Si optas por un helado regular, al menos compra el helado que tenga el menor número posible de ingredientes (por ejemplo, helado de vainilla o fresa).

¿Papas fritas? Puedes aprender cómo hacerlas en casa utilizando un aceite saludable para freírlas, o puedes aprender a cocinar papas al horno. También hay varias alternativas de frituras con otras verduras - frituras de pimiento sazonadas, frituras de zanahoria, de calabacín al horno, o de col rizada.

Mejora el sabor de los alimentos más saludables

Las hierbas y especias tienen mucho que ver con el sabor. Muchas verduras rara vez saben bien por sí mismas. Sin embargo, cuando les agregas las hierbas o especias adecuadas se vuelven mucho más sabrosas, a menudo tan sabrosas, que desarrollas un antojo por ellas. Para darte algunos ejemplos, estas son las hierbas y/o especias que cambian drásticamente el sabor de ciertos alimentos saludables:

1. Huevos: cebollines, sal y/o pimienta negra. Los huevos revueltos por sí solos puede ser un poco insípidos. Añadir cualquiera de estos ingredientes mejora mucho su sabor. Si no te gustan los huevos

solos, cómelos en un sándwich con rebanadas de pan integral y queso. Solo ten en cuenta que no te saciará tanto como una comida en la que los granos son reemplazados por una porción adicional de verduras.

2. Calabacín: pimienta de cayena, albahaca, comino, ajo en polvo, orégano, o tomillo. Muchas hierbas y especias van bien con el calabacín. Pocas personas disfrutan de esta verdura por sí sola, pero añadir una pizca o dos de cualquiera de estos sazonadores puede hacer un mundo de diferencia, especialmente si la preparas a la parrilla. Esto también se aplica a muchas otras verduras, por ejemplo, la berenjena o diferentes tipos de calabaza.

3. Arroz integral: cúrcuma, comino, o salsa de soya. La mayoría de la gente que acostumbra comer arroz blanco no está tan contenta con el sabor del arroz integral. Trata de condimentarlo con cúrcuma o comino, o añade salsa de soya. También puedes buscar mezclas de especias asiáticas para el arroz. No olvides que no siempre tiene que ser arroz integral regular. El arroz salvaje o el arroz negro también son alternativas saludables al arroz blanco. También

puedes probar alternativas al arroz como la quinua que, por cierto, es un pseudocereal perfecto para los vegetarianos debido a que es una proteína completa.

4. Sopas de verduras: sal, pimienta negra, pimienta de Jamaica, hojas de laurel, y/o levístico (apio de monte). Además, añade una buena cantidad de cebolla para mejorar su sabor. Las sopas de verduras sencillas son perfectas para cualquier persona que no desea cocinar diariamente. Puedes preparar una olla grande de sopa el lunes y comerla a diario hasta el jueves. Con la combinación adecuada de especias, sin duda desarrollarás un gusto por la sopa (como el que yo tengo).

5. Papas: sal, romero, páprika, orégano, albahaca, pimienta de cayena, eneldo, y/o perejil. Las papas, cuando se consumen con moderación y no en forma de papas fritas, pueden ser más saludables de lo que la gente cree. La clave es evitar freírlas, y en su lugar optar por métodos más sanos, preferentemente al vapor. Una vez que encuentres la mezcla perfecta de hierbas y especias, las papas al vapor podrían llegar a

ser más atractivas que las papas fritas colmadas de grasa.

La forma en que cocines las verduras (u otros alimentos saludables) también hace un mundo de diferencia. Las papas hervidas saben diferente a las papas al horno. El calabacín al vapor te puede parecer horrible, pero podrías encontrar que las frituras de calabacín al horno son adictivas. El arroz integral por sí solo puede ser insípido, pero mezclado con frijoles puede hacer que se convierta en una de tus comidas básicas.

No tienes que ser el cocinero perfecto para intentar diferentes formas de preparar alimentos saludables. Es poco probable que arruines algo si sigues recetas básicas, como papas al horno, frituras de calabacín, o verduras al vapor. Y aún si lo arruinas, la próxima vez te quedará mejor.

Mezclar ciertas verduras en lugar de comerlas solas también puede hacer una diferencia. Prepara ensaladas. Seguramente no comerías lechuga o repollo rojo solos. Sin embargo, al añadir zanahorias, pimientos, huevos, parmesano rallado, y aceite de oliva, obtienes una comida satisfactoria y sabrosa.

Experimentar con los sabores te puede ayudar a evitar, o al menos reducir en gran medida, los antojos de ciertos alimentos. Una vez que desarrolles alternativas permanentes igual de sabrosas (o más) que los alimentos que se te antojan, te resultará más fácil mantener tus hábitos alimenticios saludables.

Si no se te ocurre cómo reemplazar ciertos alimentos poco saludables con mejores alternativas, busca "alternativas saludables a [la comida no saludable que se te antoja]" en Google. Aunque no todas las alternativas serán tan sabrosas como lo que se te antoja, tal vez, con algunos ajustes, obtendrás ideas para preparar una comida de reemplazo perfecta para frenar tus antojos.

Ten una mente abierta para este ejercicio. Algunas alternativas saludables serán ridículas (por ejemplo, reemplazar la pasta con "raviolis de remolacha", una de las recetas que encontré al buscar alternativas a la pasta). La mayoría no sabrá tan bien como lo que se te antoja, pero ese será tu punto de partida.

Yo sería el último en decir que los alimentos saludables son más sabrosos que los no saludables. En las etapas iniciales de la dieta, cuando todavía estás acostumbrado a sabores diversos y más adictivos, los alimentos saludables son pobres sustitutos para el explosivo sabor de una pizza o el dulce sabor de la soda. Sin embargo, probar diferentes alimentos y acostumbrarte a sabores diferentes y más sutiles tarde o temprano modificará tus papilas gustativas para disfrutar de alimentos que nunca te han gustado. Es como volver a entrenar a tu cuerpo para disfrutar de lo que es bueno para él.

Por mucho tiempo me mantuve lejos del brócoli y la coliflor. Olían mal y sabían aún peor. Para el caso, la mayoría de las verduras no se veían, olían, o sabían particularmente tentadoras. Fue solo cuando empecé a experimentar y aprendí a condimentarlas adecuadamente que desarrollé un gusto por ellas.

Hoy en día, cuando veo un plato de verduras al vapor, pienso en él como una comida sabrosa y no como un castigo por tratar de ser una persona sana (no llegarás lejos con esta mentalidad). Si sigues explorando nuevos sabores, tarde o temprano encontrarás alimentos saludables que no requerirán fuerza de voluntad para comerlos.

Lleva un diario de alimentos

En un estudio sobre la pérdida de peso del Centro de Investigación de Salud Kaiser Permanente, los participantes que mantuvieron registros de su dieta perdieron el doble de peso que los que no llevaron registros[23].

No había nada mágico en sus diarios. Como el Dr. Keith Bachman, internista de Kaiser Permanente y especialista en control de peso señala, "Llevar un diario de alimentos no tiene que ser algo formal. El simple acto de anotar lo que comes en un post-it, enviarte correos electrónicos registrando cada comida, o enviarte un mensaje de texto, será suficiente. Es el proceso de reflexión sobre lo que comemos lo que nos ayuda a ser conscientes de nuestros hábitos y cambia nuestro comportamiento".

Esta práctica también puede ayudarte a desarrollar más autoconciencia y, en consecuencia, mejorar tu autodisciplina cuando estás a dieta. Comer una pizza es una cosa. Hacerte dolorosamente consciente de ello al anotarlo en tu diario de alimentos lo vuelve "más real" y de pronto está allí como prueba de tu elección equivocada.

Si puedes combinar esto con el poder de la rendición de cuentas – digamos, al mostrar tu diario de alimentos a un (exigente) miembro de tu familia semanalmente – será más fácil mantenerte alejado de los alimentos poco saludables.

No seas tan estricto con las restricciones

La dieta no es una carrera corta, sino un maratón. Si quieres bajar más de 40 kilos te llevará meses alcanzar tu peso perfecto. Siempre y cuando no tengas problemas de salud apremiantes que requieran que pierdas peso *lo más pronto posible*, no tienes que comenzar tu dieta con reglas demasiado restrictivas.

Designar un día a la semana como un día de trampa es una buena manera de no ser tan estricto con las restricciones, porque no tienes que renunciar a la comida poco saludable de la noche a la mañana. Simplemente pospones el consumo de estas comidas por unos días y luego puedes comerlos de nuevo.

Más adelante, si ya no sientes que necesitas días de trampa semanales, puedes convertirlos en algo quincenal. O puedes designar comidas de trampa en lugar de días enteros de trampa. La idea es empezar con algo fácil – ser capaz de hacer trampa semanal – y, gradualmente, ir comiendo cada vez menos alimentos poco saludables.

Otra manera simple de ser menos estricto con las restricciones es comenzar tu dieta haciendo un cambio pequeño, casi imperceptible en tu dieta.

Por ejemplo, el primer día reemplaza un tipo de alimento no saludable con algo más saludable (por ejemplo, arándanos en lugar de un chocolate). Mantenlo durante el tiempo necesario hasta que se sienta como algo natural y sientas que puedes soportar más restricciones.

A continuación, puedes reducir tus porciones de alimentos poco saludables en un 10% (y aumentar las porciones de alimentos saludables en un 10%). Este es otro pequeño cambio que, dado suficiente tiempo, se convertirá en una más de tus rutinas imperceptibles en tu camino hacia una mejor salud.

Una semana o dos después (o el tiempo que necesites para sentirte listo para seguir adelante), haz otro cambio, por ejemplo, deja de comer todo un grupo de comida poco saludable (como carnes procesadas) entre semana y permítete comerlo solo en el día de trampa designado.

Hacerlo de forma tan lenta y gradual será menos exigente para tu fuerza de voluntad y, por lo tanto, te facilitará despedirte de los alimentos poco saludables.

Desacostúmbrate de los alimentos más adictivos

Un estudio sobre los alimentos adictivos, llevado a cabo en 2015 por científicos de la Universidad de Michigan y el New York Obesity Research Center, muestra que los 10 alimentos más adictivos son[24]:

1. Pizza – con una calificación de 4.01, siendo 1 el más fácil de resistir y 7 el más difícil de resistir

2. Chocolate – 3.73 (empate)

3. Papas fritas – 3.73 (empate)

4. Galletas – 3.71

5. Helado – 3.68

6. Papas a la francesa – 3.60

7. Hamburguesa con queso – 3.51

8. Soda (no dietética) – 3.29

9. Pastel – 3.26

10. Queso – 3.22

Como era de esperar, todos estos alimentos (quizás a excepción del queso) son poco saludables y te hacen sentir hambre de nuevo rápidamente después de comerlos. Si deseas cambiar las proporciones y comer alimentos saludables el 80-90% del tiempo (incluidos los días de trampa), comienza por eliminar en primer lugar los primeros alimentos de la lista, ya que estos son los que más agotan tu fuerza de voluntad.

Poco a poco ve cambiando a alimentos menos adictivos o altérnalos de modo que, aun si te permites una trampa semanal, no comas los alimentos más adictivos regularmente.

Si, por ejemplo, comes pizza cada día de trampa, cómela cada dos semanas y poco a poco reemplázala con algo menos adictivo. Puedes comer pizza de trigo integral o prepararla tú mismo con ingredientes más saludables y menos adictivos. También puedes alternarla con papas fritas, una hamburguesa con queso, o helado, para comerla solo una vez al mes.

Cuanto menos la comas, más débil será tu adicción a ella. Entonces, será más fácil resistirte y depurarás tus hábitos alimenticios permanentemente.

Y ya que hablamos de alimentos adictivos, sé especialmente cauteloso con los alimentos que te hacen pensar "solo voy a comer un poco de esto", pues no podrás dejar de comerlos después de solo un "poco" como prometes. Un ejemplo es la mantequilla de maní. Muy pocas personas a quienes les gusta la mantequilla de maní pueden comer solo una cucharada y parar.

Lo mismo se aplica a otros alimentos ricos en grasa o carbohidratos que te seducen al momento en que comes solo una pequeña cantidad (las palomitas de maíz son otro ejemplo, muy pocas personas se comen solo un puñado).

CÓMO DECIR ADIÓS A LOS ALIMENTOS POCO SALUDABLES: BREVE RESUMEN

1. Si no buscas alternativas saludables y sabrosas a los alimentos no saludables que se te antojan, nunca podrás despedirte de ellos. Ponerte a dieta es más fácil cuando tienes varias comidas saludables que estás ansiando (y no temiendo).

2. Considera lo que extrañas de cierta comida poco sana y encuentra alimentos que puedan imitarlas o darte lo que se te antoja. Por ejemplo, si quieres un chocolate, quizás tienes antojo de algo dulce. En este caso, las bayas, la miel, o el chocolate oscuro con más de 70% de cacao pueden funcionar.

3. Las hierbas y especias pueden hacer una diferencia drástica en los alimentos sanos que generalmente son insípidos. Incluso un poco de sal y pimienta son suficientes para transformar un alimento poco agradable en uno que te apetezca comer.

4. Experimenta con diversas formas de cocinar comidas saludables. Las verduras hervidas tienen un

sabor diferente al de las verduras fritas, que a su vez tienen un sabor diferente al de las verduras al horno.

5. Lleva un diario de alimentos para ser más consciente de lo que le das a tu cuerpo. Si puedes, encuentra a alguien que te haga rendir cuentas al revisar tu diario de alimentos cada semana.

6. No seas tan estricto con las restricciones No es necesario dejar de comer para siempre todo tipo de alimentos poco saludables de la noche a la mañana. Aun si te lleva meses eliminar la mayoría de los alimentos poco saludables de tu menú diario, sigue siendo un paso en la dirección correcta.

7. Los alimentos altamente procesados son los alimentos más adictivos. Si quieres despedirte de las comidas poco saludables, comienza por eliminar estas comidas en primer lugar. Si ya estás a dieta y tienes días de trampa semanales, trata de no comer la misma comida adictiva cada semana. Altérnala con otros antojos para desacostumbrarte.

Capítulo 4: Trucos científicos para aumentar la saciedad

Existen dos estrategias que puedes utilizar para adherirte mejor a tu dieta:

En primer lugar, puedes utilizar varios trucos psicológicos para motivarte a seguir adelante: crear asociaciones negativas con tus antojos, programar tus antojos para un día trampa posterior durante la semana, o distraerte con otra cosa.

La otra estrategia explorada en este capítulo es utilizar sencillo trucos con base científica para mejorar la saciedad y, en consecuencia, hacer que la fuerza de voluntad sea menos necesaria.

Consume más fibra dietética

Muchos expertos en nutrición recomiendan comer alimentos ricos en fibra para aumentar la saciedad y reducir el consumo de calorías. Sin embargo, la realidad es diferente, y aunque el consejo es parcialmente cierto, no puedes comer cualquier tipo de fibra para disfrutar de estos beneficios.

De acuerdo con un metaanálisis del efecto de la fibra sobre la saciedad y la ingesta de alimentos realizado en 2013, de los 38 tipos de fibra estudiados para los efectos de saciedad solo el beta-glucano, la fibra de grano de altramuz, el salvado de centeno, la fibra dietética mixta, fueron aceptados en más de una publicación como reforzadores de la saciedad[25]. Algunos otros tipos de fibra fueron aceptados en una publicación lo que, desde el punto de vista científico, no es suficiente prueba de que son realmente efectivos.

En consecuencia, solo hay unos cuantos tipos de alimentos ricos en fibra que mejorarán tu sensación de saciedad. Éstos incluyen:

- con beta-glucano: avena y cebada. El beta-glucano también se encuentra en las setas como reishi, shiitake, chaga y maitake[26].

- con fibra de semilla de lupino: alubias.

- salvado de centeno, pan de centeno entero y alimentos similares.

Si vas a comer pan mientras estás a dieta, opta por el pan de centeno entero, de avena, o de cebada. Comparados con el pan blanco regular, estos te darán una mayor sensación de saciedad y, posiblemente, reducirán tu consumo total de calorías.

Ten en cuenta que esto no quiere decir que no vale la pena comer otros alimentos ricos en fibra dietética. La fibra proporciona otros beneficios además de una mayor sensación de saciedad. Las verduras deben seguir siendo un elemento básico de tu dieta. Las fuentes de fibra antes mencionadas pueden ayudarte durante la dieta, especialmente si quieres seguir consumiendo granos mientras estás a dieta.

Come más proteínas

Las proteínas proporcionan una mayor saciedad que las grasas o los carbohidratos[27]. Si llevas una dieta rica en proteínas, tendrás hambre con menor frecuencia que una persona que come menos proteínas. También te ayudarán a perder más masa adiposa.

Un estudio danés ha demostrado que un grupo que se sometió a una dieta baja en grasa (30% de energía) y alta en proteínas (25% de energía) durante 6 meses logró una pérdida de peso sustancialmente mayor (9.4 vs 5.9 kg o 20.8 lb vs, 13 lb) que un grupo que siguió el mismo medio de dieta baja en grasa y en proteínas (12% de energía)[28].

Después de 12 meses, la pérdida de peso del grupo de alta proteína no fue significativamente mayor que la del grupo de proteína media (6.2 y 4.3 kg, o 13.6 lb y 9.3 lb) pero tuvieron una reducción 10% mayor del tejido adiposo intraabdominal (en términos simples, la grasa del estómago).

El documento "Protein, Weight Management y Satiety" publicado en 2008 concluye que "un aumento moderado de proteína en la dieta en asociación con la actividad física y una dieta de energía controlada puede mejorar la regulación del peso corporal al ... aumentar la saciedad"[29].

La saciedad es la palabra clave aquí. Como el profesor australiano Manny Noakes de la Commonwealth Scientific and Industrial Research

Organization escribe en su documento de 2008, "Los estudios que comparan ad lib. las dietas altas en proteínas con dietas altas en carbohidratos, por lo general han demostrado una mayor pérdida de peso en el patrón de alta proteína, y que una mayor saciedad fue el factor más importante en la pérdida de peso"[30].

Bueno, suficientes estudios. ¿Cómo puedes aplicar esto a tu dieta? Es muy sencillo: aumenta la cantidad de proteína en tu dieta. Tendrás menos probabilidades de sentir hambre. Consecuentemente, comerás menos y perderás peso más rápidamente con menos problemas.

No necesariamente tienes que contar cada gramo de proteína en tu dieta. Solo asegúrate de comer al menos un alimento rico en proteína en cada comida para obtener aproximadamente 30-40 gramos de proteína por comida. Si prefieres llevar la cuenta, 2.3-3.1 g por kg (~ 1.1-1.4 g por lb) de masa corporal magra[31] es la cantidad de proteína que debes consumir al hacer dieta.

Los alimentos ricos en proteína incluyen:

- carne: opta por carne magra, como pollo o pavo. Evita las carnes procesadas (salchichas, hot-dogs, carne enlatada).

- pescado: elige pescados de aguas libres en lugar de los de criadero.

- huevos: considerados la proteína perfecta. Procura elegir huevos de gallina libre.

- productos lácteos: las buenas opciones incluyen requesón, yogur griego, queso suizo de buena calidad, y leche al 2% o entera.

- quinua: una fuente vegetariana de todos los aminoácidos esenciales.

- legumbres: usualmente combinadas con arroz para formar una proteína fuerte y completa.

En general, las fuentes de proteína animal son mejores que las fuentes vegetales, porque las fuentes animales contienen todos los aminoácidos esenciales. La mayoría de las fuentes vegetales no los ofrecen todos, por lo que necesitas combinar diversas fuentes para obtener todos los aminoácidos que tu cuerpo necesita.

Aunque es posible aumentar tu ingesta de proteínas con suplementos (la proteína de suero de leche es la opción más común), siempre es mejor optar por alimentos enteros. Sacian más que una bebida y también saben mejor.

Si te resulta difícil comer suficientes proteínas, no te gusta mucho cocinar, no tienes tiempo para cocinar, o simplemente quieres complementar tu consumo con suplementos, elige la proteína de suero de leche. La comida real siempre es mejor que los suplementos, pero la proteína de suero de leche puede ser una valiosa adición a tu dieta, y no solo si eres un fisicoculturista.

De acuerdo con una revisión realizada en 2013 por los científicos japoneses Rie Tsutsumi y Yasuo M. Tsutsumi, los péptidos y las proteínas contenidas en la proteína del suero plausiblemente ofrecen cambios beneficiosos, tanto para individuos sanos como enfermos[32].

Algunos de los posibles efectos beneficiosos de la proteína de suero incluyen: reducción de los niveles de insulina en ayunas entre las personas con obesidad y sobrepeso[33], aumento de la saciedad en comparación con la caseína (el queso está hecho principalmente de caseína)[34], reducción de la ingesta de alimentos cuando se consume como una bebida de yogur rica en suero[35], y un gasto energético durante el reposo cuando se consume antes de dormir[36].

Ten en cuenta que, si bien todos estos beneficios suenan increíbles, puedes disfrutar de los mismos beneficios, si no es que mejores, simplemente al seguir una dieta rica en proteínas provenientes de alimentos no procesados. La proteína de suero de leche no es necesaria para una salud óptima, pero puede ayudar si te resulta difícil consumir suficiente proteína de otro modo.

Elige los alimentos que más te sacien y céntrate en el volumen

Un estudio realizado en 1995 por Suzanna Holt y sus colegas investigadores en la Universidad de Sídney acerca del índice de saciedad de alimentos comunes ha demostrado que los alimentos que pesan más son mejores para satisfacer el hambre (independientemente de la cantidad de calorías que contienen). El alto contenido de proteína, fibra y agua se correlacionó con una mayor saciedad, mientras que el contenido de grasa y la palatabilidad se asociaron negativamente con ella.

La diferencia de saciedad entre los 38 alimentos estudiados fue asombrosa. Las papas hervidas (con la puntuación más alta del Índice de Saciedad) proporcionaron siete veces más saciedad que un croissant (con la puntuación más baja del Índice de Saciedad).

Basado en parte en estos hallazgos, el sitio líder de datos nutricionales, NutritionData.Self.com, creó una fórmula matemática que predice el nivel de saciedad del contenido de nutrientes de un alimento o receta dados[37].

El Fullness Factor (factor de plenitud) resultante, que se encuentra dentro del rango de 0 a 5 (siendo los alimentos con un alto FF los más saciantes), facilita encontrar los alimentos que son mejores para saciar tu hambre y así reducirla para ayudarte a apegarte mejor a tu dieta.

Algunos de los alimentos comunes con más alto Fullness Factor incluyen:

- germinado de soya,

- sandía,

- toronja/pomelo,

- zanahorias,

- naranjas.

Algunos de los alimentos comunes con más bajo Fullness Factor incluyen:

- mantequilla,

- papas fritas,

- miel,

- pan blanco,

- helados.

Si estás buscando las comidas más saciantes en un grupo alimenticio en particular, puedes consultar NutritionData.Self.com (sitio en inglés). Dirígete a Nutritional Target Map Search (búsqueda en mapa de objetivo nutricional) y haz clic en el área superior derecha del gráfico (para que muestre el Fullness Factor y la calificación de Nutrition Data de 5.0). Los alimentos resultantes serán los más saciantes y nutricionalmente más densos.

Como era de esperar, los alimentos que proporcionan una mayor saciedad son las verduras y algunas frutas. Si vas por el volumen con estos alimentos, no te encontrarás tan hambriento como con otras opciones.

Si quieres sentir la diferencia, come 0.5 kg (~1 lb) de brócoli (usa especias para hacerlo más sabroso). El Fullness Factor del brócoli es de 4.2, y medio kilo de brócoli equivale a alrededor de 175 calorías (es decir, alrededor del 5-15% de la ingesta calórica diaria para una persona a dieta). Observa qué tan hambriento te sientes dos horas después de comer esta comida.

Luego compárala con dos rebanadas de pan blanco tostado, con un Fullness Factor de 1.9. Dos rebanadas – que pesan alrededor de 50 gramos (2 oz) – contienen aproximadamente la misma cantidad de calorías que medio kilo de brócoli, que tiene un volumen diez veces mayor. Probablemente ni siquiera tendrás que esperar dos horas para sentir hambre de nuevo tras comer una comida tan insatisfactoria. Lo más probable es que todavía tendrás hambre justo después de la comida.

Otro beneficio de las comidas saciantes es que es muy difícil comerlas en exceso. No puedes consumir el equivalente a mil calorías en, por ejemplo, zanahorias crudas en una sola sentada, pues esto requeriría comer más de 2.5 kg (o 5 lb) de ellas. Ahora, compáralas con una pequeña bolsa de papas fritas de 230 gramos (8 oz) que tiene 1,242 calorías.

Esa es la poderosa diferencia de hacer de las verduras el elemento básico de tu dieta, en comparación con el apego a tus viejos hábitos alimenticios no saludables que ni siquiera pueden mantenerte satisfecho por treinta minutos.

Prepara comidas que consten de alimentos con un alto Fullness Factor, y necesitarás mucho menos fuerza de voluntad para mantener tu dieta. Idealmente, encuentra varias comidas saciantes básicas que puedas cocinar en menos de 15 minutos, y si de pronto te da hambre cómelas como un refrigerio.

TRUCOS CIENTÍFICOS PARA APEGARTE A UNA DIETA: BREVE RESUMEN

1. Existen algunos tipos de alimentos ricos en fibra dietética que se ha demostrado que aumentan la sensación de saciedad y, en consecuencia, reducen la cantidad de calorías que necesitas consumir para sentirte satisfecho. Estos incluyen: avena, cebada, pan de centeno entero, altramuces, y setas como reishi, shiitake, chaga, y maitake.

2. La proteína proporciona una mayor sensación de saciedad que las grasas o los carbohidratos. Ayuda a lograr una mayor pérdida de grasa, y sobre todo quemar más grasa del vientre. Trata de comer aproximadamente 30-40 gramos de proteína por comida, o 2.3-3.1 g por kg (~1.1-1.4 g por lb) de masa corporal magra al día para aprovechar los efectos beneficiosos de la proteína.

3. Los alimentos ricos en proteínas incluyen carne, pescado, huevos, productos lácteos, quinua y legumbres. Las fuentes de proteína animal son mejores porque contienen todos los aminoácidos

esenciales que tu cuerpo necesita para funcionar adecuadamente. La proteína de suero de leche puede ser una valiosa adición a tu dieta si no puedes proporcionar a tu cuerpo suficientes proteínas de otra manera.

4. No todos los alimentos proporcionan el mismo nivel de saciedad. Utiliza el Fullness Factor (factor de plenitud) para encontrar los alimentos más saciantes y convertirlos en la base de tu dieta. En general, los alimentos que proporcionan una mayor sensación de saciedad son las verduras (como la col rizada, el brócoli, la coliflor, etc.) y algunos tipos de frutas como la sandía y la naranja. Los alimentos altamente procesados por lo general tienen poco efecto sobre la saciedad, y te dejan igual de hambriento a como estabas antes de comerlos.

Capítulo 5: Problemas y excusas más comunes con la fuerza de voluntad al hacer dieta

Ponerse a dieta conlleva muchos desafíos, y aunque algunos de ellos son legítimos, muchos son excusas disfrazadas. En este capítulo vamos a cubrir algunos de los problemas más comunes al estar a dieta, los cuales en realidad solo son racionalizaciones convenientes para apegarse a los alimentos no saludables.

Una vez que conozcas las soluciones a estos problemas ya no podrás poner pretextos, ya que hacerlo solo revelaría que no se trata de un problema legítimo, sino solo de una falta de autodisciplina de tu parte.

Como alimentos poco saludables porque no tengo tiempo

Problema subyacente: nos tienes la suficiente autodisciplina para encontrar formas rápidas de preparar comidas saludables (y cambiar tu rutina para introducir estas ideas en tu vida).

De todas las excusas para comer alimentos poco saludables, esta es una de las más notorias, y también una de las más fáciles de solucionar. He aquí como puedes resolver este problema:

1. Abastécete de alimentos congelados

Según el estudio conducido por Ronald B. Pegg del Departamento de Ciencia y Tecnología de los Alimentos de la Universidad de Georgia, las verduras congeladas son similares a las frescas, y a veces mejores. Como señalan los científicos, "Esto tiene sentido, considerando que estas verduras suelen ser instantáneamente congeladas (lo que suspende o pausa su 'envejecimiento' y la pérdida de nutrientes) inmediatamente después de ser cosechadas. Además, las verduras congeladas a menudo son cosechadas durante el apogeo de su temporada"[38].

La preparación de los alimentos congelados no toma mucho tiempo. De hecho, en muchos casos, todo lo que necesitas hacer es cocinarlos al vapor durante quince minutos y están listos, a menudo resultando en una comida perfecta que no requiere ningún ajuste además de condimentarla.

¿Cuánta fuerza de voluntad necesitas para comprar unas cuantas bolsas de comida congelada y ponerlas en tu vaporera? No tienes que lavar, rebanar, ni pensar en qué verduras mezclar, todo ya viene listo.

2. Prepara comidas que puedas guardar por unos cuantos días.

Aquí mi sugerencia favorita son las sopas. Si bien lleva algún tiempo prepararlas cuando requieren que laves y rebanes todas las verduras, si preparas una olla grande, te durará unos 3-4 días. Calentar la sopa no requiere que hagas nada más que revolverla ocasionalmente.

Otros alimentos que se pueden almacenar durante unos días y todavía saben muy bien incluyen frittatas, chili, verduras asadas, y ensaladas.

¿Realmente es una gran exigencia de tiempo pasar una hora preparando comida suficiente para tres o cuatro comidas?

3. Pide a alguien que cocine por ti.

Si puedes permitírtelo, considera ordenar tu comida de un servicio de entrega de comida saludable.

Cada vez hay más empresas que se dedicadan a preparar comidas saludables y entregarlas directamente a tu puerta. La mayoría de ellas ofrecen diferentes menús a elegir, incluyendo opciones vegetarianas, paleo, y bajas en carbohidratos.

Si bien es definitivamente más costoso ordenar comida de un servicio que cocinarla tú mismo, puedes ahorrar mucho tiempo que podrías invertir en otra cosa que al final resultará más rentable (por ejemplo, el desarrollo de tu negocio, o trabajar más para obtener un ascenso).

Los restaurantes de comida saludable son también una opción, aunque éstos no necesariamente ahorran mucho tiempo. Después de todo, tendrás que salir de casa y esperar a que preparen tu comida.

No olvides que existen otras opciones, además de estas dos, para conseguir que alguien más cocine para ti. Si compartes tu vivienda con alguien que disfruta cocinar, puedes pagarle para que prepare una comida adicional para ti. Si puedes permitírtelo, también puedes contratar a un cocinero a tiempo parcial (quizás no un chef de clase mundial, sino simplemente una persona que disfruta cocinar y está buscando una manera de ganar algún dinero, por ejemplo, una persona jubilada).

4. Date cuenta de que, si no haces tiempo para la salud, tendrás que hacer tiempo para la enfermedad.

Si llevas una dieta poco saludable, no es una cuestión de "si" te vas a enfermar, sino "cuándo". La hipertensión, la diabetes, las enfermedades del corazón, los altos niveles de colesterol, el cáncer, las úlceras, el dolor de espalda, los cálculos biliares son solo algunos trastornos y enfermedades que una persona obesa desarrollará tarde o temprano.

Si valoras tanto tu tiempo, tiene más sentido desarrollar hábitos saludables (y de uso eficiente del tiempo) para protegerte de estos problemas. Al final, tanto el costo monetario como de tiempo provocado por trastornos y enfermedades de la salud será mucho más alto que la prevención.

No puedo costear los alimentos saludables

Problema subyacente: no tienes la suficiente autodisciplina para saber qué alimentos saludables son baratos, qué puedes hacer con ellos para preparar comidas sabrosas, y cómo calcular el costo a largo plazo de "ahorrarte" los alimentos saludables.

La comida saludable puede ser más barata que la comida chatarra. Por ejemplo, la mayoría de las verduras y frutas cuestan menos que los alimentos altamente procesados. Si las compras en un mercado agrícola local son aún más baratas.

De acuerdo con un metaanálisis realizado en 2013 por científicos de la Escuela de Salud Pública de Harvard los alimentos más saludables suficientes para un día cuestan alrededor de $1.50 dólares ($28MXN/€1.3) más por día que los menos saludables[39].

Esto se traduce en alrededor de $550 dólares ($10,270MXN/€470) más al año, pero no nos olvidemos de los costos de *no* comer alimentos saludables. Los medicamentos comunes pueden sumar rápidamente hasta más de $550 dólares al año, y mucho más si sufres de trastornos de salud persistentes. Además, hay un aumento en los costos de seguros médicos, los costos de las consultas médicas (tiempo, combustible), etc. ¿Todavía vale la pena "ahorrar dinero" con alimentos poco saludables?

No necesariamente tienes que comprar todo orgánico; las verduras siguen siendo verduras, y es mejor comer verduras no orgánicas que no comerlas en absoluto. Cuando los científicos estudian los efectos beneficiosos de las verduras y los alimentos, por lo general estudian las verduras convencionales, no las orgánicas, así que no te preocupes por no obtener los beneficios saludables de comer verduras si no puedes permitirte las orgánicas.

Los alimentos saludables suelen proporcionar una mayor saciedad que los no saludables. Como ya hemos cubierto en el último capítulo, tendrías que comer más de 2.5 kg de brócoli para obtener la misma cantidad de calorías que tiene una bolsa pequeña de papas fritas. Sin embargo, un paquete de papas fritas no te satisfaría en absoluto, mientras que solo la mitad de la cantidad antes mencionada de brócoli puede ser suficiente para hacerte sentir lleno.

Por lo tanto, las verduras y frutas que por lo general cuestan el equivalente a un dólar o menos al final proporcionarán una comida más satisfactoria y saciante, pagando solo un poco más, la misma cantidad, o menos dinero, que al ordenar el menú de un dólar en un restaurante de comida rápida.

La comida saludable sabe mal

Problema subyacente: no tienes la suficiente autodisciplina para hacer unos cuantos experimentos en la cocina y crear saludables comidas básicas y sabrosas.

Algunas comidas saludables de hecho saben mal. Pero decir que todas ellas son poco sabrosas es solo una excusa para racionalizar por qué seguir comiendo comida chatarra.

No se requiere de mucho tiempo y energía para encontrar algunas comidas básicas, de manera que siempre tengas algo sabroso que comer cada vez que te dé hambre. Estos tipos simples de comidas pueden incluir sopas, recetas a base de papas y verduras (por ejemplo, papas hervidas con algo de brócoli y huevos fritos), arroz y frijoles, omelets y otras comidas a base de huevo.

Como ya hemos mencionado en el capítulo 3, las especias y las hierbas hacen una gran diferencia en el sabor de muchas comidas saludables. Incluso utilizar solo la cantidad adecuada de sal y pimienta puede hacer que una comida insípida se vuelva deliciosa. Todo lo que necesitas es un mínimo de fuerza de voluntad para cocinar algunas comidas y aprender a condimentarlas para obtener el sabor perfecto.

Cuando traté de preparar una sopa de verduras por primera vez me quedó terriblemente insípida. Era imposible de comer. Sin embargo, resultó que no añadí suficiente sal, pimienta y otras especias. Cada vez que lo volví a intentar, mejoré mi mezcla de especias. Actualmente, mi sopa de verduras – una comida básica en mi dieta, que suelo preparar para tres días – es deliciosa, con la combinación ideal de especias y hierbas que enriquecen mucho el sabor.

Si no te desanimas después de tus primeros intentos, desarrollarás tus propias recetas que serán saludables y sabrosas. Y a tus invitados a comer les encantarán también.

Si te resulta difícil cocinar o no logras la sazón correcta, compra mezclas de especias listas para usar. Por ejemplo, puedes comprar un sazonador para papas asadas o puré de papa, o una mezcla de especias listas para usar en una sopa de verduras. Algunos alimentos congelados vienen con mezclas de especias que facilitan mucho su preparación, solo cocina las verduras al vapor y condiméntalas con lo que el fabricante incluye (asegúrate de que la mezcla no contiene ningún intensificador de sabor nocivo como glutamato monosódico/GMS).

Por último, pero no menos importante, muchos alimentos saludables son deliciosos sin añadiduras. Estos incluyen manzanas, plátanos, bayas, yogur griego, nueces, o melón. El queso de buena calidad, la avena y los huevos también pueden utilizarse para preparar comidas saludables y sabrosas que no requieren de largos tiempos de cocción ni agregar muchos condimentos.

Tengo hambre cuando estoy a dieta

Problema subyacente: te apegas a alimentos poco satisfactorios, o no puedes combatir los antojos de alimentos no saludables.

Si constantemente estás hambriento al hacer una dieta para bajar de peso, algo está mal con tu dieta. Aunque no puedes evitar una ocasional sensación de hambre cuando le proporcionas a tu cuerpo menos calorías de las que necesita, seguir unas cuantas reglas simples puede hacer que este problema no sea más un problema:

1. Siempre comienza tus comidas con una porción de proteína, el nutriente que proporciona más saciedad. Los alimentos ricos en proteínas incluyen carne, pescado, huevos, lácteos, frijoles y quinua.

2. Cada comida debe incluir una porción de verduras (idealmente) o frutas. Las verduras (junto

con algunas frutas) son los alimentos que más te llenan.

3. Bebe suficiente agua. Es posible que estés confundiendo el hambre con sed. Siempre que sientas hambre bebe un vaso de agua. Si el hambre pasa, quiere decir que necesitas tomar más agua, no obtener más calorías.

La sensación de hambre también puede estar relacionada con comer alimentos insípidos e insatisfactorios. Aunque pueden llenar tu estómago, a menudo todavía sientes hambre después de la comida debido a su falta de sabor, esto quiere decir que estás hambriento de un sabor específico. Asegúrate de que tus comidas satisfacen tus papilas gustativas al mismo tiempo que siguen siendo beneficiosas para tu cuerpo.

Otra posible razón de la sensación de hambre durante la dieta es cuando tu déficit es demasiado alto. Por lo general, no tiene sentido crear un déficit a largo plazo superior a 500 calorías por día (3,500 kcal a la semana), ya que tener una mayor dificultad para resistir a las tentaciones puede conducir al fracaso de tu dieta en lugar de ayudarte a perder peso más rápidamente.

¿Qué sentido tiene si voy a recuperar el peso perdido de todos modos?

Problema subyacente: la actitud equivocada.

Si inicias tu dieta pensando que vas a fracasar, entonces ponerte a dieta no tiene sentido: definitivamente vas a recuperar el peso perdido, y probablemente más de lo que perdiste.

Una actitud positiva y la creencia en ti mismo son claves para el éxito. Hasta que no mejores tu actitud y comiences a creer que puedes hacer cambios permanentes en tu vida, intentar bajar de peso es una pérdida de tiempo.

Desarrollar una mentalidad positiva comienza con la construcción de confianza en tu capacidad de cambio. Si nunca has tenido mucha suerte al hacer cambios permanentes en tu vida, comienza con algo pequeño.

Considera la posibilidad de introducir pequeños hábitos en tu vida y repetirlos hasta que se conviertan en una parte inherente de tu vida. Incluso un hábito

97

como el uso diario de hilo dental puede ayudarte a creer más en ti mismo y en tu capacidad de cambiar.

Una vez que tengas algo de experiencia cambiándote a ti mismo, ponerte a dieta o cambiar algunos de tus hábitos alimenticios será menos difícil. Tendrás algunas lecciones valiosas de tus anteriores intentos de cambio exitosos y eso fortalecerá tu determinación.

La autodisciplina es como un músculo. Si nunca has ido al gimnasio y un entrenador te dice que levantes un peso de 140 kg, no serás capaz de hacerlo. Pero si te dice que comiences con 25 kg y vayas aumentando el peso semanalmente, tarde o temprano estarás levantando 140 kg.

Someterse a una dieta es igual. Si tienes poca fuerza de voluntad y poca experiencia para introducir nuevos hábitos, no necesariamente tienes que comenzar con una dieta totalmente estricta. Comienza con el hábito de comer una porción de verduras al día. Siente cómo tu fuerza de voluntad se robustece. A continuación, agrega otro hábito, por ejemplo, limita el consumo de dulces a tres veces por semana.

Cuando sientas que tu autodisciplina puede resistir más restricciones y empieces a creer en tu capacidad para hacer cambios permanentes, considera iniciar una dieta en forma.

Me merezco un pequeño capricho

Problema subyacente: le das más valor a las pequeñas recompensas instantáneas que a las aplazadas, pero más valiosas.

Sé que es tentador comer algo dulce después de un día difícil. Una caminata de una hora te hace sentir que mereces recompensarte por el esfuerzo. Se siente bien sentarse frente a la televisión con un tazón de papas fritas o palomitas de maíz y una lata de refresco.

En todos estos casos, es como dar un paso adelante y dos pasos atrás. Quemas 200 calorías durante tu caminata y consumes 500 como recompensa. Resistes las tentaciones durante todo el día y luego te desatas por la noche.

Los pequeños antojos pueden funcionar cuando están limitados a días de trampa y sirven para darte un respiro poco frecuente. Sin embargo, si te

99

recompensas constantemente con algo que te hace retroceder, no es nada más que una manera segura de fracasar.

Aquí hay dos problemas que resolver. En primer lugar, le estás robando a tu futuro yo para el beneficio de tu actual yo. Lo más probable es que lo hagas porque te cuesta imaginar las consecuencias. En segundo lugar, es posible que tu dieta carezca de algo, o simplemente no has encontrado una recompensa que no estropee tu dieta.

Puedes resolver el primer problema al visualizar con frecuencia a tu futuro yo para hacerlo más real. Las decisiones que tomes hoy darán forma a la persona que serás mañana.

Recompensarte constantemente con golosinas se siente muy bien hoy, pero ¿la visión de seguir padeciendo de sobrepeso u obesidad y enfermedades también se siente bien? Cada vez que dices "merezco una recompensa" (fuera de los días de trampa) también estás diciendo "prefiero obtener $5 hoy, que $1000 en unas semanas". ¿Qué tan inteligente es eso?

Si estás tentado a recompensarte a diario, quizás también algo está mal con tu dieta. Tal vez carece de alimentos satisfactorios, o tal vez te has acostumbrado a recompensarte solo con comida. Encuentra formas alternativas de mimarte.

Recibir un masaje puede ser tan gratificante, si no más, que comerte un hot-dog, y será mucho más beneficioso para tu salud. Salir de viaje un fin de semana puede ser un buen premio por todos los progresos que has hecho la semana pasada con tu dieta sin revertirlo todo con unas golosinas aquí y allá.

Cada vez que desees darte un capricho, primero piensa en formas de recompensarte que no estén relacionadas con la comida. Y si aún deseas recompensarte con comida, elige opciones sanas y deliciosas: una porción más grande de bayas, lácteos de buena calidad, o una pieza de pan de grano entero.

Es mi genética

Problema subyacente: la incapacidad para reconocer tu debilidad y asumir la responsabilidad por tus malas decisiones.

A excepción de unos cuantos padecimientos genuinos (hipotiroidismo, síndrome de Cushing, depresión), la obesidad no tiene razones médicas fuera de tu control. Es solo una cuestión de falta de autodisciplina, o falta de voluntad para asumir la responsabilidad de tu situación actual en lugar de culpar a otra cosa que no tiene nada que ver con ella.

¿Pueden los genes afectar hasta cierto punto si eres obeso o estás en forma? Claro que sí. ¿Es una excusa legítima para el sobrepeso cuando podrías hacer algo al respecto? En realidad no. Mucha gente ha sido obesa durante mucho tiempo, pero actualmente están en forma y son saludables.

Yo también tuve sobrepeso. Pude haber seguido diciéndome que así eran las cosas, que así era como estaba programado mi cuerpo. Pero en lugar de eso, acepté que cuidar mi salud era mi responsabilidad, y no algo que no podía controlar debido a X o Y.

Hacerte responsable por todas tus decisiones, errores, éxitos y fracasos es el primer paso que debes dar para abandonar la mentalidad de víctima y la necesidad de racionalizar todo culpando a factores externos. Empieza hoy dándote cuenta de que tu peso no es el resultado de factores fuera de tu control, sino de cosas muy controlables: tus hábitos, tus elecciones y tu actitud.

La comida me gusta demasiado

Problema subyacente: ser demasiado restrictivo en tu dieta, así como tener las prioridades equivocadas en la vida.

No estoy en desacuerdo; la comida poco saludable a menudo sabe mejor que la comida saludable. De lo contrario, no sería tan difícil renunciar a ella. Sin embargo, si no restringes demasiado tu dieta puedes disfrutar de tus comidas favoritas y probar nuevos sabores, solo no con tanta regularidad como antes.

Por ejemplo, puedes programar días de trampa semanales o quincenales y comer lo que quieras y cuánto quieras en esos días. Con este enfoque obtendrás lo mejor de ambos mundos: perder peso, mientras sigues siendo capaz de complacerte de vez en cuando.

También hay un segundo problema con esta racionalización: la falta de las prioridades correctas. Si te gusta mucho la comida, priorizar la salud debe ser importante para ti. Después de todo, ¿cómo vas a disfrutar de tu comida si te enfermas? Si no prestas mucha atención al valor nutricional de los alimentos, y en cambio solo te centras en el sabor, no es una cuestión de si te vas a enfermar, sino es una cuestión de cuándo.

Darte un gusto de vez en cuando está bien, siempre y cuando establezcas tus prioridades correctamente y consumas alimentos saludables el 80-90% del tiempo. Puedes pasar el 10-20% restante disfrutando de lo que quieras (y hacerlo mientras gozas de una mejor salud). O más probablemente, una vez que empieces a comer alimentos saludables el 80-90% del tiempo obtendrás más placer al comer lo que es bueno para ti, siendo este un resultado aún mejor.

PROBLEMAS Y EXCUSAS MÁS COMUNES CON LA FUERZA DE VOLUNTAD AL HACER DIETA: BREVE RESUMEN

1. Si no tienes tiempo para comer comida saludable, puedes: abastecerte de alimentos congelados, cocinar por adelantado para unos cuantos días, o conseguir a alguien que cocine por ti (ya sea usando un servicio de entrega de comidas, ir a restaurantes saludables, o conseguir que tu compañero de vivienda/miembro de la familia cocine para ti). Además, no olvides que si no haces tiempo para la salud tendrás que hacer tiempo para la enfermedad. Y al final esto será más costoso que desarrollar hábitos saludables.

2. La mayoría de las verduras y frutas son más baratas que las comidas poco saludables. También son más satisfactorias, por lo que es más fácil seguir una dieta, ya que te dará hambre con menos frecuencia que si sigues consumiendo la comida chatarra del menú de un dólar.

3. Los alimentos saludables saben mal si no haces ningún esfuerzo por aprender cómo condimentarlos. Aprende a preparar algunas comidas básicas con la combinación correcta de hierbas y especias, y resolverás el problema. También puedes comprar mezclas de especias listas para usar, de esta forma todo lo que tienes que hacer es cocinar algunas verduras y utilizar la mezcla para obtener una comida deliciosa y saludable.

4. Si tienes hambre cuando estás a dieta debes aumentar la cantidad de proteína que consumes. También es posible que no estés comiendo suficientes verduras y frutas, que son los alimentos más saciantes. No esperes sentirte lleno si principalmente comes alimentos con un Fullness Factor (factor de plenitud) bajo. Es posible que no estés bebiendo suficiente agua y confundas la sed con hambre. No beber suficientes líquidos puede dar lugar a dolores de cabeza o sensaciones similares al hambre. Por último, asegúrate de que tu déficit calórico no es demasiado desafiante.

5. Si no crees en tu capacidad para hacer cambios, no comiences una dieta hasta que no desarrolles más fuerza de voluntad y confianza en ti mismo. Considera la posibilidad de introducir pequeños cambios positivos en tu vida hasta que obtengas una mejor comprensión de la formación de nuevos hábitos. A continuación, comienza a modificar tu dieta y luego comienza una dieta en forma cuando ya no tengas pensamientos como "voy a recuperar el peso perdido de todos modos".

6. Si constantemente te permites pequeños caprichos nunca alcanzarás tu meta mientras sigas dando un paso adelante y dos pasos atrás. Reemplaza esos pequeños caprichos relacionados con la comida con algo más, por ejemplo, un masaje o un viaje. Además, no olvides que las recompensas que te das hoy son las recompensas que tu futuro yo tendrá que pagar en forma de un progreso lento (o nulo), una peor salud, o un fracaso total en la dieta (y tener que empezar de nuevo desde cero).

7. Es fácil culpar a tus genes, o a cualquier otro factor externo, por tu obesidad. Sin embargo, en el

99% de los casos a la única persona a quien puedes culpar es a ti mismo. Asume la responsabilidad de cada decisión que tomas y date cuenta de que siempre has sido tú, no el entorno ni las cosas fuera de tu control, lo que te ha colocado en la situación en la que te encuentras ahora.

8. El hecho de que te guste demasiado la comida no significa que no puedas perder peso. Utiliza los días de trampa regulares para complacerte, así como para intentar disfrutar de comer lo que es bueno para tu cuerpo. Con una mejor salud vivirás más tiempo, por lo que podrás disfrutar de una gran comida por más tiempo también.

Capítulo 6: Construyendo un estilo de vida autodisciplinado

La dieta es el primer paso para hacer la transición a un estilo de vida saludable, pero no es el último. Muchas personas que se ponen a dieta cometen el error de pensar que una dieta para perder peso resolverá todos sus problemas. En realidad, la dieta es solo un aspecto del proceso de convertirse en una persona más sana.

En este capítulo analizaremos cómo construir un estilo de vida que desarrolle tu autodisciplina de una manera holística, permitiéndote no solo perder peso y mantenerlo, sino también sentirte más vibrante y feliz. Cuando combines los consejos de este capítulo con todos los consejos de los capítulos anteriores tendrás todo lo que necesitas para cambiar tu vida.

Encuentra algo para disfrutar además de la comida

Y no, no estoy insinuando que la comida es lo único que disfrutas en la vida. Lo que quiero decir es que, mientras más fuentes (saludables) de satisfacción y logros introduzcas en tu vida, más poderoso será el cambio que experimentarás como persona. La dieta es un gran comienzo, pero puedes apoyarla con varias cosas más que producirán un efecto sinérgico.

Por la misma época en que bajé peso comencé a interesarme más en mi crecimiento como persona. Una cosa llevó a otra y me convertí en un adicto al crecimiento personal. He notado que existen varios catalizadores que pueden multiplicar los efectos beneficiosos de cambiar tus hábitos alimenticios:

1. Introducir más actividad física en tu vida y no hacerlo por el hecho de ejercitarte, sino por puro placer. Si yo no hubiera disfrutado del levantamiento de pesas, no habría continuado haciéndolo. Pero lo disfruté, y se convirtió en uno de los catalizadores del cambio para mí.

El levantamiento de pesas me condujo a mi obsesión por la excelencia física. Comencé a dar largos paseos en bicicleta para mejorar mi resistencia. Experimenté con las carreras cortas para aumentar mi velocidad. Comencé a nadar regularmente para mejorar mi respiración. Empecé a jugar tenis para dominar un deporte desafiante que combina tanto el aspecto físico como el mental. Y más recientemente, me enamoré de la escalada en interiores.

No he parado allí. Todavía hay muchas más actividades y deportes que me gustaría probar o practicar regularmente. Ya no me es posible volver a mis viejas costumbres: una dieta poco saludable y un estilo de vida sedentario. Me impediría hacer lo que amo, y ese es el tipo de obstáculo que garantiza un cambio permanente.

2. Cultivar tu vida social. Somos criaturas sociales y, aparte de la salud, nada afecta más a nuestra felicidad que la gente que nos rodea. Habiendo sido una persona tímida en el pasado yo solía temer cualquier interacción y situaciones sociales.

La timidez no solo afecta tu vida social. También hace más difícil que te conviertas en una persona sana. Los casos más severos de timidez se traducen en cosas como evitar a salir a trotar porque te preocupa lo que otros piensen de ti. Te costará mucho practicar nuevos deportes, porque significa conocer gente nueva. Será un desafío cambiar tu dieta cuando crees que las personas con sobrepeso a tu alrededor comenzarán a cuestionar tus opciones y serás incapaz de defender tus decisiones.

Aumentar tu confianza en ti mismo puede conducir a un mayor crecimiento personal, lo que a su vez te ayudará a alcanzar varios objetivos en tu vida; incluyendo convertirte en una persona más sana. Mi timidez – por mala que era – también me resultó de gran utilidad, porque me impulsó a explorar el mundo de los libros de autoayuda (y tuvieron una gran influencia positiva en mi vida).

3. Pon más énfasis en expandir tu vida. Ya se trate de dominar una nueva habilidad, trabajar en tu carrera, iniciar un negocio, o mudarte a un nuevo

lugar, todos estos cambios pueden afectar drásticamente cómo percibes los retos en tu vida.

Por ejemplo, aprender otro idioma puede enseñarte que, con la suficiente perseverancia, puedes dominar algo que nunca creíste ser capaz de hacer. Así, puedes transportar este descubrimiento (y las lecciones subsecuentes) a otras áreas de tu vida.

Cada vez que eliges tu crecimiento por encima de la seguridad y la comodidad, expandes más tu vida. Cuando te vuelves adicto al proceso interminable de mejorar (también conocido como *kaizen*, término derivado de la palabra japonesa que significa "mejora"), harás que sea imposible mantenerte estático en lo que respecta a tu estado físico y tus niveles de salud.

Una vez que se convierte en un paso natural para satisfacer tu necesidad de autorrealización, someterte a una dieta tiene una mayor probabilidad de éxito.

Haz que se trate de algo más que solo ponerte a dieta

Existen tres tipos de motivación que pueden ayudarte a alcanzar tu meta: la motivación extrínseca, intrínseca y prosocial.

1. La motivación extrínseca se trata de las recompensas externas que obtendrás por alcanzar una determinada meta: ganar más dinero, obtener admiración o ganar una medalla.

2. La motivación intrínseca se trata de la autorrealización, el aprendizaje y el disfrute puro. Haces las cosas porque te gusta el proceso de hacerlas y las potenciales recompensas no importan tanto. Dudo que hubiera tenido éxito en mis propios objetivos sin la motivación intrínseca que poseo. El puro disfrute y la autorrealización que obtengo a través de mi desarrollo personal, por el simple hecho de aprender y mejorar, me ha ayudado a ser una persona más sana.

3. La motivación prosocial es acerca de ayudar a los demás. Es cuando llevas a cabo algo por razones altruistas. De todos los tipos de motivación, la

motivación prosocial suele ser la más fuerte. Muy pocas personas sacrificarían su vida por dinero o admiración, mientras que la mayoría se sacrificaría por su familia o por sus mejores amigos.

Un artículo del exitoso autor de *Dar y recibir: un enfoque revolucionario para conseguir el éxito*, Adam Grant[40], sugiere que el deseo de ayudar a otros nos incita a hacer el máximo esfuerzo que, de otro modo, no haríamos si solo tuviéramos una motivación extrínseca e intrínseca.

Cuando combinas una poderosa motivación interna con la motivación prosocial obtienes la mezcla más eficaz para ayudarte a cambiar tu vida.

Comparemos a tres personajes ficticios, Joe, Jim y Jane, quienes tienen motivaciones totalmente diferentes, y cómo cada una afecta su fuerza de voluntad:

A Joe lo mueve la motivación extrínseca. Quiere bajar de peso porque así más mujeres estarán interesadas en él. Entonces podrá hacer alarde de su cuerpo, y a él le encanta cuando la gente lo admira.

Jim entiende que la motivación extrínseca por sí sola no le ayudará a mantener sus resoluciones. Quiere perder peso porque realmente disfruta del proceso de autosuperación. Él disfruta de combatir sus tentaciones (y superarlas), de construir su autodisciplina, y de convertirse en una persona mejor.

Jane quiere bajar de peso para dar el ejemplo correcto a sus hijos. También quiere estar presente cuando ellos tengan sus propios hijos y quiere ser capaz de seguirle el paso a sus nietos.

¿Quién tiene más posibilidades de tener éxito? ¿Quién está apostando tan fuerte por sus objetivos que rendirse no es una opción?

¿Se apegará Joe a su dieta cuando se dé cuenta de que a nadie le importa su apariencia tanto como él pensaba? Casi está garantizado que fracasará en algún punto.

Jim tiene más posibilidades de lograr el éxito. Si la dieta y el proceso de crecimiento personal le dan más placer que los sacrificios que tiene que hacer, probablemente alcanzará su meta.

Sin embargo, Jane es la indiscutible ganadora aquí. No se trata solo de ella. Su lucha tiene un significado mucho más profundo: lo está haciendo por su familia, y difícilmente podríamos encontrar una motivación más poderosa.

Encuentra tus propias razones intrínsecas y prosociales por las que deseas perder peso, y convertirte en una persona más sana. Te ayudarán mucho durante el período de desánimo que sin duda ocurrirá en algún momento de tu jornada.

Escapa de la alimentación emocional

La alimentación emocional es un hábito común, no solo entre las personas con obesidad y sobrepeso. El estrés, el enojo, la tristeza son emociones que pueden llevar a la gente a comer para sentirse mejor, y no a causa del hambre física.

El aburrimiento o el malestar también pueden conducir a la alimentación emocional. Si hace frío y está oscuro afuera, se siente bien comer un chocolate o una pizza agradablemente caliente. Si estás aburrido, comer puede proporcionar algo de entretenimiento o al menos ayudarte a matar el tiempo.

La alimentación emocional no siempre tiene que ser mala. Está bien celebrar una ocasión especial con tus amigos o comer alimentos reconfortantes cuando te sientes decaído. Sin embargo, si es una ocurrencia regular, puede representar un desafío en tu lucha por convertirte en una persona sana.

Lo peor que puedes hacer para tratar de superar la alimentación emocional es ser duro contigo mismo. Si no tienes compasión por ti mismo y sigues culpándote al comer por razones emocionales, nunca escaparás del círculo vicioso.

En su lugar, reconoce lo que sientes y no te reprendas por comer emocionalmente. Acepta que los tropiezos suceden pero, siempre y cuando sigas trabajando en formas de lidiar con las emociones negativas de una manera diferente, con el tiempo resolverás tu problema.

La primera y más obvia forma de lidiar con la alimentación emocional es eliminar de tu vida las cosas que te provocan estrés. Si existen ciertas situaciones particulares que te hacen comer para calmarte encuentra maneras de eliminar estas situaciones de tu vida.

¿Se trata de un colega en el trabajo? Encuentra maneras de evitarlo. ¿Es tu jefe? Si no hay ninguna posibilidad de que cambie, tal vez es hora de pensar en tus prioridades y encontrar otro trabajo. ¿Estás constantemente triste y comes para levantar tu ánimo? Busca ayuda profesional, tal vez se trata de depresión.

Si es demasiado difícil o imposible deshacerte de ciertos factores estresantes en tu vida, encuentra diferentes maneras de manejar tus emociones negativas. Por ejemplo, aun una breve sesión de ejercicio o una conversación con un amigo pueden ayudarte a reducir el estrés y la necesidad de comer alimentos reconfortantes. Mantenerte ocupado – cualquiera que sea la actividad – te ayuda a olvidarte del factor de estrés o, al menos, a transferir una parte de tu atención a otra cosa por un corto tiempo.

Si comes porque estás aburrido, encuentra maneras de ocupar tu tiempo con otra actividad que no sea comer. Si generalmente eres impulsivo, espera.

Piensa que comerás dentro de quince minutos. Lo más probable es que se te olvide antes de que termine el tiempo de espera.

Es una buena idea hacer una lista de estados emocionales que te hacen propenso a comer para sentirte mejor. Por ejemplo, la falta de luz solar y ejercicio – sobre todo cuando se combinan con una falta de sueño – me hacen más propenso a comer por razones emocionales. Aun si no tengo hambre sigo comiendo algo con la esperanza de sentirme mejor.

El conocimiento de que esta combinación en particular me hace comer emocionalmente me ayuda a evitarlo, o al menos a reducir su frecuencia.

Elimina los malos hábitos

Deshacerte de los hábitos poco saludables del pasado puede ayudarte a hacer la transición a una vida más autodisciplinada. El objetivo no es convertirte en un monje, sino controlar lo que haces diariamente y evitar los comportamientos más peligrosos que pueden provocarte un retroceso.

Éstos son algunos de los malos hábitos más comunes que aumentan el riesgo de caer de nuevo en viejos comportamientos poco saludables:

1. Ver demasiada televisión

No hay nada malo en ver un episodio (o dos) de tu serie de TV favorita. El problema comienza con las constantes sesiones maratónicas de TV, particularmente cuando son tu principal forma de entretenimiento.

El problema principal es lo distraídos que nos volvemos cuando estamos viendo televisión. Si comes botanas mientras ves un programa (por ejemplo, palomitas de maíz), está garantizado que las comerás en exceso. Una mente distraída es incapaz de controlar las porciones.

Ya sé. Gran parte del disfrute al ver una película son los bocadillos que la acompañan. Y no hay nada malo en ello, siempre y cuando no sea algo frecuente.

He aquí algunas maneras de controlar este hábito:

- solo enciende la TV (o Netflix, o cualquier otra cosa) cuando haya algo específico que quieras ver. Cuando navegas sin rumbo entre los canales se vuelve fácil pasar demasiado tiempo frente a la televisión. Si has programado tus horas para ver la televisión (por ejemplo, un episodio de 60 minutos de tu serie favorita a las 8 pm), es más fácil apagar la TV cuando tu tiempo se haya terminado. La distracción es el enemigo de la fuerza de voluntad, así que evita navegar sin rumbo entre los canales.

- no comas cuando veas la televisión. Como mencionamos anteriormente, puedes atiborrarte despreocupadamente de alimentos poco saludables y ni siquiera darte cuenta cuando has consumido una bolsa entera (o dos) de papas fritas y otros alimentos poco saludables. Lleva un registro de la frecuencia con la que comes mientras ves la televisión y limítalo a una vez por semana o menos.

- elige a tus amigos en lugar de la TV. Cuando estés aburrido no recurras a la televisión como tu principal opción de entretenimiento. En su lugar, reúnete con tus amigos o sal a hacer alguna actividad física interesante. Se necesita fuerza de voluntad para cambiar tus hábitos cotidianos, pero así es precisamente como construyes una vida más autodisciplinada.

2. No hacer suficiente ejercicio

Un estudio realizado por el Laboratorio de Metabolismo Energético de la Universidad de Massachusetts en 2012 acerca del impacto de permanecer sentado y el apetito ha demostrado que, entre los participantes del estudio, la reducción drástica del gasto energético no estuvo acompañada de una disminución del apetito[41].

En otras palabras, a pesar de necesitar menos calorías para funcionar, los participantes no redujeron la cantidad de comida que consumieron. En consecuencia, como concluye el estudio, "permanecer sentado por tiempo prolongado puede promover la ingesta excesiva de fuentes de energía, lo que conduce al aumento de peso".

Mientras que la dieta por si sola puede ayudarte a alcanzar tu peso ideal, la actividad física es lo que te ayuda a lograr resultados más rápido, así como a mantenerlos.

123

Un estudio conducido en 2009 por Erik Kirk y sus colegas del Departamento de Kinesiología y Educación de Salud de la Universidad de Southern Illinois ha demostrado que, entre los adultos sedentarios con sobrepeso y con alto riesgo de desarrollar obesidad, incluso un programa de entrenamiento de resistencia mínima (11 minutos por sesión) dio como resultado un aumento crónico en el gasto energético y la oxidación de las grasas[42].

Por último, pero no menos importante, un estudio llevado a cabo en 2012 acerca de la respuesta neural a imágenes de alimentos después del ejercicio entre mujeres con un peso normal y con obesidad demostró que 45 minutos de ejercicio producían respuestas cerebrales inferiores a las imágenes de alimentos y un aumento en la actividad física total ese día[43].

En otras palabras, el ejercicio sirve como un mecanismo de regulación del apetito y conduce a una mayor actividad física. Es un hábito de autorrefuerzo que hace que sea mucho más fácil mantener un estilo de vida saludable, ya que no necesitas más fuerza de voluntad si la primera ronda de ejercicio automáticamente te conduce a más actividad física.

Con ejercicio – aún si se realiza por solo 11 minutos al día – es más fácil mantener el equilibrio de energía adecuada. Si te encuentras retrocediendo de nuevo a un estilo de vida sedentario, el aumento de peso es un efecto secundario común. Después de todo, quemas menos calorías al día, y cuando lo combinas con el hecho de que probablemente no reduces tu ingesta de alimentos a pesar de necesitar menos calorías para funcionar, terminas comiendo más de lo que necesitas.

Estas son algunas formas de asegurarte de que siempre te ejercites lo suficiente:

- comienza a practicar un deporte que te gusta. No hay manera más fácil de asegurar la actividad física regular abundante que practicar un deporte que amas. Pocas cosas son peores para formar un hábito de ejercicio regular que obligar a la gente a ir al gimnasio y caminar durante horas en una caminadora o utilizar una máquina de ejercicios igual de aburrida.

Encuentra algo que te guste tanto que lo echarás de menos si no lo haces por unos días. Puede ser ciclismo, tenis, artes marciales, escalada, incluso el baile. Sea lo que sea, encuentra algo agradable y el resto se dará por añadidura.

- haz pausas regulares y ponte en movimiento. Si tu trabajo es sedentario, asegúrate de pasar por lo menos 5 a 10 minutos lejos de la pantalla de tu equipo cada hora. Durante tu descanso da un breve paseo o haz algunos ejercicios simples, como flexiones, sentadillas o saltos de tijera.

- activa a tus amigos. En lugar de siempre reunirte con tus amigos para tomar un café, ver una película u otra opción sedentaria, encuentra alternativas divertidas. Jueguen con un Frisbee, paseen en un parque o bosque, vayan a los bolos, o contagia a tus amigos con tu pasión por los deportes de dos jugadores, como tenis, bádminton, boxeo, ping-pong, esgrima, billar, escalada, etc.

3. No dormir lo suficiente

No creo que sea necesario recordarte todos los efectos adversos de no dormir lo suficiente. El único efecto sorprendente que podrías no saber y que es relevante al hacer dieta es que, de acuerdo con un estudio realizado en 2012 por el New York Obesity Nutrition Research Center, la falta de sueño puede dar como resultado a un mayor apetito en hombres y mujeres porque se sienten menos llenos[44].

Ten en cuenta que el pequeño tamaño del estudio (26 personas) significa que es solo una posibilidad, no una certeza. Sin embargo, existen otros estudios que indican que la falta de sueño de hecho está relacionada con el aumento del apetito u otros comportamientos que pueden aumentar el riesgo de obesidad.

Un estudio llevado a cabo en 2013 sobre el impacto que la privación del sueño tiene sobre el deseo alimentario en el cerebro humano ha demostrado que el centro de recompensa del cerebro de las personas con falta de sueño respondió más fuertemente a las imágenes de alimentos de alto contenido calórico que el de las personas del grupo bien descansado[45].

Otro estudio realizado en el New York Obesity Nutrition Research Center también sugiere conclusiones similares: la falta de sueño aumenta la respuesta neuronal a los alimentos no saludables en personas de peso normal[46].

Cualquiera que sea la razón subyacente, la falta de sueño ciertamente no es saludable y puede afectar tus niveles de autodisciplina. Asegúrate de dormir siempre lo suficiente, ya sea que necesites 7, 8, o 9 horas (dependiendo de tu nivel de actividad). No olvides que la calidad de tu sueño también juega un importante papel aquí, así que asegúrate de que tu sueño no sea interrumpido.

4. Comer bocadillos

Comer bocadillos de forma interminable nunca acaba bien. Si solo comes porque estás acostumbrado a comer algo todo el tiempo, y no por hambre, tarde o temprano engordarás. Y si ya has tenido éxito con tu dieta, volver a comer bocadillos de forma regular puede conducirte a recuperar todo el peso perdido.

Reconéctate con las necesidades de tu cuerpo y come principalmente cuando tengas hambre, no para ocuparte. Espera a comer hasta que sientas hambre, y no antes.

He aquí algunas maneras de controlar este hábito:

- elimina de tu casa todos los tipos de bocadillos. Si no tienes fácil acceso a ellos, será menos probable que los comas.

- si de ninguna manera puedes parar de comer bocadillos porque tu autodisciplina todavía no está tan desarrollada, por lo menos sustituye los bocadillos no saludables por alternativas más sanas. Come palomitas caseras regulares en vez de palomitas de microondas. Come pistachos en lugar de papas fritas. Ten disponible un tazón con fruta (kiwi, uvas, fresas, naranjas, etc.) en lugar de chocolates para tus refrigerios.

- experimenta con varios horarios de comida y con el número de comidas que haces al día. Si generalmente haces tres comidas grandes y dos comidas más pequeñas al día, trata de eliminar estas últimas y haz tres comidas más grandes y más satisfactorias en su lugar. Algunas personas (incluyéndome) simplemente no se sienten satisfechas con cinco comidas más pequeñas. Yo prefiero una comida abundante y satisfactoria, que tres (y mucho menos cinco) porciones miniatura.

- ocúpate con algo. Si estás enfocado en una tarea determinada (y no la confundas con el tipo de enfoque zombi equivocado, como ver televisión), normalmente no piensas en comida y refrigerios. Si no tienes nada que hacer después de trabajar y hacer todos tus quehaceres, comienza a aprender una nueva habilidad (por ejemplo, aprender otro idioma), lo que hará que tu atención pase del aburrimiento a la concentración intensa.

5. Comer comidas adictivas con regularidad

Como ya hemos analizado, ciertos tipos de alimentos son más adictivos que otros. Aunque no está mal comerlos de vez en cuando por razones distintas al hambre (por lo general por razones sociales o simplemente por su sabor), en el momento en que los agregas a tu menú diario se dispara el riesgo de arruinar tu dieta saludable.

Hay una razón por la cual estos alimentos se llaman adictivos: si desarrollas un hábito de comerlos a menudo no estarás satisfecho comiéndolos solo de vez en cuando. Por esta razón, es mejor estar atento a nunca comer las mismas comidas adictivas dos días seguidos. Idealmente, no debes comerlas más de una vez a la semana; si acaso una vez al mes.

Yo puedo prescindir del chocolate por semanas, pero cuando lo como una vez y luego lo vuelvo a comer al día siguiente, de repente me encuentro incapaz privarme de él por más de unos días. Olvidarme de él me toma al menos una semana o dos de no comerlo. Si aún no tienes la suficiente autodisciplina, comer chocolates por dos o tres días seguidos fácilmente puede convertirse en un hábito alimenticio destructivo. A partir de ahí, es fácil ver cómo tu peso aumenta de nuevo.

CONSTRUYENDO UN ESTILO DE VIDA DISCIPLINADO: BREVE RESUMEN

1. La dieta es solo un aspecto de la salud. Perder peso y mantenerlo son piezas importantes del rompecabezas. Sin embargo, para completarlo debes enriquecer tu vida con hábitos y aficiones saludables para que sea más agradable. Solo entonces dejarás de tener la tentación de volver a tus viejas costumbres y tu identidad sufrirá un cambio tan profundo que ya no será posible convertirte en la vieja persona que solías ser.

2. Tres catalizadores que pueden sacudir tu rutina y transformar tu identidad son:

- la actividad física regular, especialmente si buscas la excelencia en un deporte que practicas,

- mejorar tu vida social y, sobre todo, superar tu timidez,

- haz que buscar oportunidades de enriquecer tu vida se vuelva un hábito.

Todos estos cambios pueden producir un efecto dominó, obligándote a cambiar los aspectos de acondicionamiento físico/dieta de tu vida.

3. De los tres tipos de motivación, (intrínseca, extrínseca, prosocial) la motivación prosocial – hacer algo por el bien de otra persona – es la motivación más poderosa y duradera. Si quieres construir un estilo de vida más autodisciplinado, dale un mayor significado, haciendo que no solo se trate de ti, sino también de los demás.

4. La alimentación emocional puede hacer que se te dificulte mantener hábitos saludables y vivir una vida autodisciplinada.

El camino hacia la eliminación del hábito de alimentación emocional comienza con la autocompasión. En vez de enojarte contigo mismo cada vez que te das un atracón de chocolate o helado porque estabas enojado o triste, acepta tus debilidades y sigue adelante.

Trata de eliminar los factores de estrés que te conducen a comer emocionalmente, o encuentra alternativas para manejar estas emociones negativas (los ejemplos incluyen hacer ejercicio o hablar con un amigo).

No olvides que la alimentación emocional a menudo es impulsiva. Si esperas, es posible que ya no sientas la necesidad de comer.

5. Evita los malos hábitos que aumentan el riesgo de caer de nuevo en tus viejas rutinas poco saludables. Algunos de los hábitos más comunes incluyen: ver demasiada televisión, no hacer suficiente ejercicio, no dormir lo suficiente, comer bocadillos y comidas adictivas con regularidad.

6. La clave para controlar el hábito de mirar televisión es la autoconciencia. Si navegas sin pensar por los canales mientras comes, el hábito se convierte en un peligro para tu estilo de vida saludable. Siempre que sea posible reemplaza la televisión como entretenimiento con otras formas más físicas de utilizar tu tiempo libre.

7. Un estilo de vida sedentario – aun si llevas una dieta saludable – te hará recuperar el peso perdido. La actividad física incrementa tu gasto de energía y reduce tu apetito, lo que facilita el mantenimiento del equilibrio energético adecuado (la misma cantidad de calorías que entra, sale).

La mejor manera de asegurarte de que siempre haces suficiente ejercicio es encontrar un deporte que te gusta. Si consideras que el ejercicio es una obligación, siempre será un reto realizar la suficiente actividad física. Si te gusta, no necesitas fuerza de voluntad en absoluto.

8. La falta de sueño puede aumentar el hambre y disminuir tu fuerza de voluntad al tratar de resistirte a los alimentos no saludables. Asegúrate de dormir lo suficiente, o tu dieta sufrirá.

9. Come cuando tengas hambre y no por costumbre. Comer bocadillos es una forma segura de comer demasiado y volver a tu peso anterior. Además, es extremadamente difícil de controlar cuando lo haces sin pensar. Si estás distraído, ni siquiera una gran fuerza voluntad te ayudará a evitarlo.

Si no puedes dejar de tomar bocadillos, sigue una estrategia paso a paso reemplazando los bocadillos no saludables con alternativas más saludables.

Si estás listo para dejar de comerlos, empieza por ocupar tu mente con algo más cuando tengas ganas de un bocadillo y experimenta con varios horarios y porciones de comida.

10. Los alimentos adictivos pueden conducir de nuevo al círculo vicioso de comer en exceso. Si quieres hacer trampa de vez en cuando, asegúrate de que sea realmente "de vez en cuando" y no regularmente.

Epílogo

No hay duda de que la dieta es un reto. Algunas personas consiguen el éxito la primera vez que tratan de perder peso, mientras que otras necesitarán algunos intentos antes de lograr cambios permanentes. Sin embargo, siempre y cuando sigas intentándolo, tú también lograrás tu objetivo.

Como recapitulación rápida, recuerda que:

1. Establecer las expectativas correctas y darte cuenta de que no se trata de una dieta a corto plazo, sino un cambio permanente, son cruciales para el éxito. La mayoría de las personas fracasan porque esperan que las dietas milagrosas funcionen. No funcionan porque no se pueden revertir años de hábitos poco saludables con unas pocas semanas haciendo dieta. Piensa que no perderás más de medio kilo de grasa por semana, y proponte un cambio de por vida al modificar tus hábitos cotidianos.

2. Los antojos son sensaciones pasajeras. Si puedes distraerte o, de otro modo, aplazarlos (mediante la programación de días de trampa o

comidas de trampa), los antojos serán mucho más fáciles de combatir.

3. Si estás saciado es más fácil tener autodisciplina para resistir las tentaciones. Si hay un truco mágico para bajar de peso más fácilmente es comer muchas verduras y frutas que han demostrado ser hasta siete veces más saciantes que las opciones menos saludables, como la comida rápida.

4. Si nunca desarrollas alternativas saludables y sabrosas siempre extrañarás los alimentos poco saludables. Conviértete en cocinero, aunque solo domines unas comidas sencillas y básicas. Si nunca se te antojan las comidas saludables, mantener tu dieta será siempre un reto.

5. Reconoce las excusas por lo que son. Existen muy pocas razones legítimas por las que no puedes convertirte en una persona más sana al perder peso. El momento en que asumes la responsabilidad de tu salud es el momento en que puedes comenzar a hacer cambios permanentes.

6. No te obsesiones con tu dieta. Encuentra pasatiempos saludables y forma hábitos positivos en

la vida para completar tu transformación en una persona sana y vibrante. Si disfrutas de tu estilo de vida saludable nunca te sentirás tentado a volver a tus viejas costumbres.

Espero que los consejos de este libro te ayuden cuando encuentres desafíos relacionados con la fuerza de voluntad. Después de todo, muchos problemas surgen debido a la parte mental de la dieta y no porque no los puedas soportar físicamente.

No es que tu cuerpo no pueda funcionar con menos calorías o que seas tan adicto a los alimentos poco saludables que experimentas graves síntomas de abstinencia. Esto solo ocurre en tu cabeza, y los consejos en este libro están destinados a ayudarte a superar estos desafíos mentales al fortalecer tu determinación.

Si desarrollas la capacidad de superar a tu encantador cerebro tratando de venderte la idea de una pequeña recompensa a corto plazo (satisfacer tu antojo) a cambio de una gran recompensa a largo plazo (mejor salud y bienestar general), no solo lograrás el éxito en tu dieta, sino también aumentarás tus posibilidades de éxito en otras áreas de tu vida.

En este sentido, comenzar una dieta y cambiar exitosamente tus hábitos alimenticios puede tener un efecto positivo de transformación en toda tu vida. En retrospectiva, probablemente pensarás que es lo mejor que te ha sucedido. Y eso es precisamente lo que me gustaría que te sucediera. Date una oportunidad, los sacrificios valdrán la pena.

Suscríbete a mi boletín informativo

Me gustaría seguir en contacto contigo. Suscríbete a mi boletín y podrás escuchar acerca de mis nuevos lanzamientos, recibirás artículos gratuitos, podrás participar en sorteos y recibirás otros correos electrónicos valiosos creados por mí.

Aquí está el enlace para suscribirte:

http://www.profoundselfimprovement.com/boletin

¿Podrías ayudar?

Me gustaría escuchar tu opinión sobre mi libro. En el mundo editorial existen pocas cosas más valiosas que las reseñas honestas de una amplia variedad de lectores.

Tu reseña ayudará a otros lectores decidir si mi libro es para ellos. También me ayudará a llegar a más lectores al incrementar la visibilidad de mi libro.

Sobre Martin Meadows

Martin Meadows es el seudónimo de un autor que ha dedicado su vida al crecimiento personal. Constantemente él se reinventa al hacer cambios drásticos en su vida.

A lo largo de los años, él: ha ayunado regularmente por más de 40 horas, se ha enseñado a sí mismo dos lenguas extranjeras, ha perdido más de 13 kilos en 12 semanas, ha manejado varios negocios en diferentes industrias, ha tomado baños de agua fría, ha vivido en una pequeña isla tropical en un país extranjero por varios meses, y escrito en un mes el equivalente a una novela de 400 páginas en pequeñas historias.

Aun así, la auto-tortura no es su pasión. A Martin le gusta probar sus límites para descubrir qué tan lejos llega su zona de confort.

Sus hallazgos (basados en experiencias personales y estudios científicos) le han ayudado a mejorar su vida. Si estás interesado en poner a prueba tus límites y aprender cómo convertirte en la mejor versión de ti mismo, amarás los trabajos de Martin.

Puedes leer sus libros aquí:

http://www.amazon.com/author/martinmeadows.

[1] Hall K. D., "What is the Required Energy Deficit per unit Weight Loss?" *International Journal of Obesity* 2008; 32 (3): 573–576.

[2] http://www.fns.usda.gov/sites/default/files/Chapter2.pdf, Sitio web., 12 de octubre de 2015.

[3] Hebert J. R., Patterson R. E., Gorfine M., Ebbeling C. B., St Jeor S. T., Chlebowski R. T., "Differences between estimated caloric requirements and self-reported caloric intake in the women's health initiative." *Annals of Epidemiology* 2003; 13 (9): 629–637.

[4] *Estimated Calorie Needs per Day by Age, Gender, and Physical Activity Level*, http://www.cnpp.usda.gov/sites/default/files/usda_food_patterns /EstimatedCalorieNeedsPerDayTable.pdf, Sitio web., 12 de octubre de 2015.

[5] Polivy J., Herman C. P., "If at first you don't succeed. False hopes of self-change." *The American Psychologist* 2002; 57 (9): 677–689.

[6] Lally P., van Jaarsveld C. H. M., Potts H. W. W., Wardle J. "How are habits formed: Modelling habit formation in the real world." *European Journal of Social Psychology* 2010; 40 (6): 998–1009.

[7] Katz D. L, Meller S., "Can We Say What Diet Is Best for Health?" *Annual Review of Public Health* 2014; 35: 83–103.

[8] http://fourhourworkweek.com/2012/07/12/how-to-lose-100-pounds/, Sitio web., 13 de octubre de 2015. Para más información, lee Ferriss T., *El cuerpo perfecto en 4 horas: una guía asombrosa para perder peso en poco tiempo, disfrutar al máximo del sexo y convertirse en un superhombre*, 2010.

[9] Miller S. L., Wolfe R. R., "The danger of weight loss in the elderly." *The Journal of Nutrition Health and Aging* 2008; 12 (7): 487–491.

[10] Rossow L. M., Fukuda D. H., Fahs C. A., Loenneke J. P., Stout J. R., "Natural bodybuilding competition preparation and recovery: a 12-month case study." *International Journal of Sports Physiology and Performance* 2013; 8 (5): 582–592.

[11] Astrup A., Rössner S., "Lessons from obesity management programmes: greater initial weight loss improves long-term maintenance." *Obesity Reviews* 2000; 1 (1): 17–19.

[12] Saris W. H., "Very-low-calorie diets and sustained weight loss." *Obesity Reviews* 2001; 9 (4): 295S–301S.

[13] Nackers L. M., Ross K. M., Perri M. G., "The association between rate of initial weight loss and long-term success in obesity treatment: does slow and steady win the race?" *International Journal of Behavioral Medicine* 2010; 17 (3): 161–167.

[14] Purcell K., Sumithran P., Prendergast L. A., Bouniu C. J., Delbridge E., Proietto J., "The effect of rate of weight loss on long-term weight management: a randomised controlled trial. " *The Lancet Diabetes & Endocrinology* 2014; 2 (12): 954–962.

[15] Mischel W., Ebbesen E. B., Raskoff Z. A., "Cognitive and attentional mechanisms in delay of gratification." *Journal of Personality and Social Psychology* 1972; 21 (2): 204–218.

[16] Shoda Y., Mischel W. Peake P. K., "Predicting Adolescent Cognitive and Self-Regulatory Competencies from Preschool Delay of Gratification: Identifying Diagnostic Conditions." *Developmental Psychology* 1990; 26 (6): 978–986.

[17] Loewenstein G., "Hot-cold empathy gaps and medical decision making." *Health Psychology* 2005; 24 (4): S49–S56.

[18] Ariely D., Loewenstein G., "The heat of the moment: the effect of sexual arousal on sexual decision making." *Journal of Behavioral Decision Making* 2006; 19: 87–98.

[19] Dirlewanger M., di Vetta V., Guenat E., Battilana P., Seematter G., Schneiter P., Jéquier E., Tappy L., "Effects of short-term carbohydrate or fat overfeeding on energy expenditure and plasma leptin concentrations in healthy female subjects." *International Journal of Obesity and Related Metabolic Disorders: Journal of the International Association for the Study of Obesity* 2000; 24 (11): 1413–8.

[20] Davis J. F., "Adipostatic regulation of motivation and emotion." *Discovery Medicine* 2010; 9 (48): 462–7.

[21] Un estudio sobre la necesidad de hacer un día de trampa alto en proteínas: Bray G. A., Smith S. R., de Jonge L., Xie H., Rood J., Martin C. K., Most M., Brock C., Mancuso S., Redman L. M., "Effect of dietary protein content on weight gain, energy expenditure, and body composition during overeating: a randomized controlled trial." *JAMA* 2012; 307 (1): 47–55. Un estudio sobre la realimentación alta en carbohidratos: Dirlewanger M., di Vetta V., Guenat E., Battilana P., Seematter G., Schneiter P., Jéquier E., Tappy L., "Effects of short-term carbohydrate or fat overfeeding on energy expenditure and plasma leptin concentrations in healthy female subjects." *International Journal of Obesity and Related Metabolic Disorders: Journal of the International Association for the Study of Obesity* 2000; 24 (11): 1413–8.

[22] http://romanfitnesssystems.com/articles/feast-fast/, Sitio web., 22 de octubre de 2015.

[23]

https://www.kpchr.org/research/public/News.aspx?NewsID=3, Sitio web., 21 de noviembre de 2015.

[24] Schulte E. M., Avena N. M., Gearhardt A N., "Which Foods May Be Addictive? The Roles of Processing, Fat Content, and Glycemic Load." *PLoS One* 2015; 10 (2): e0117959. Las cifras están disponibles aquí: http://journals.plos.org/plosone/article?id=10.1371/journal.pone.0117959.

[25] Clark M. J., Slavin J. L., "The effect of fiber on satiety and food intake: a systematic review." *Journal of the American College of Nutrition* 2013; 32 (3): 200–211.

[26] Wasser S. P., Weis A. L., "Therapeutic Effects of Substances Occurring in Higher Basidiomycetes Mushrooms: A Modern Perspective." *Critical Reviews in Immunology* 1999; 19 (1): 65–96

[27] Rolls B. J., Hetherington M., Burley V. J., "The specificity of satiety: The influence of foods of different macronutrient content on the development of satiety." *Physiology & Behavior* 1988; 43 (2): 145–153.

[28] Due A., Toubro S., Skov A. R., Astrup A., "Effect of normal-fat diets, either medium or high in protein, on body weight in overweight subjects: a randomised 1-year trial." *International Journal of Obesity* 2004; 28: 1283–1290.

[29] Paddon-Jones D., Westman E., Mattes R. D., Wolfe R. R., Astrup A., Westerterp-Plantenga M., "Protein, weight management, and satiety." *The American Journal of Clinical Nutrition* 2008; 87 (5): 1558S–1561S.

[30] Noakes M., "The role of protein in weight management." *Asia Pacific Journal of Clinical Nutrition* 2008; 17 Suppl 1: 169–171.

[31] Puedes estimar tu porcentaje de grasa corporal y masa corporal magra usando una simple fórmula de la Marina de los EE.UU., disponible aquí: http://rippedbody.jp/how-calculate-body-fat-percentage/ (o simplemente busca "us navy body fat calculator" en Google).

[32] Tsutsumi R., Tsutsumi Y. M., "Peptides and Proteins in Whey and Their Benefits for Human Health." *Austin Journal of Nutrition and Food Sciences* 2014; 1 (1): 1002.

[33] Pal S., Ellis V, Dhaliwal S., "Effects of whey protein isolate on body composition, lipids, insulin and glucose in overweight and obese individuals." *The British Journal of Nutrition* 2010; 104 (5): 716–23.

[34] Hall W. L., Millward D. J., Long S. J., Morgan L. M., "Casein and whey exert different effects on plasma amino acid profiles, gastrointestinal hormone secretion and appetite." *The British Journal of Nutrition* 2003; 89 (2): 239–248.

[35] Hursel R., van der Zee L., Westerterp-Plantenga M. S., "Effects of a breakfast yoghurt, with additional total whey protein or caseinomacropeptide-depleted alpha-lactalbumin-enriched whey protein, on diet-induced thermogenesis and appetite suppression." *The British Journal of Nutrition* 2010; 103 (5): 775–780.

[36] Madzima T. A., Panton L. B., Fretti S. K., Kinsey A. W., Ormsbee M. J. "Night-time consumption of protein or carbohydrate results in increased morning resting energy

expenditure in active college-aged men." *The British Journal of Nutrition* 2014; 111 (1): 71–77.

[37] http://nutritiondata.self.com/topics/fullness-factor, Sitio web., 27 de octubre de 2015.

[38] http://pbhfoundation.org/pdfs/pub_sec/webinars/Pegg_Webinar_April_2014_FINAL.pdf, Sitio web., 30 de octubre de 2015.

[39] Rao M., Afshin A., Singh G., Mozzafarian D. "Do healthier foods and diet patterns cost more than less healthy options? A systematic review and meta-analysis." *BMJ Open* 2013; 3.

[40] Grant A. M. "Does Intrinsic Motivation Fuel the Prosocial Fire? Motivational Synergy in Predicting Persistence, Performance, and Productivity." *Journal of Applied Psychology* 2008; 93 (1): 48–58.

[41] Granados K., Stephens B. R., Malin S. K., Zderic T. W., Hamilton M. T., Braun B., "Appetite regulation in response to sitting and energy imbalance." *Applied Physiology, Nutrition, and Metabolism* 2012, 37 (2): 323–333.

[42] Kirk E. P., Donnelly J. E., Smith B. K., Honas J., Lecheminant J. D., Bailey B. W., Jacobsen D. J., Washburn R. A., "Minimal resistance training improves daily energy expenditure and fat oxidation." *Medicine and Science in Sports and Exercise* 2009; 41 (5): 1122–9.

[43] Hanlon B., Larson M. J., Bailey B. W., LeCheminant J. D., "Neural response to pictures of food after exercise in normal-weight and obese women." *Medicine and Science in Sports and Exercise* 2012; 44 (10): 1864–70.

[44] St-Onge M. P., O'Keeffe M., Roberts A. L., RoyChoudhury A., Laferrère B., "Short Sleep Duration, Glucose Dysregulation and Hormonal Regulation of Appetite in Men and Women." *SLEEP* 2012; 35 (11): 1503–1510.

[45] Greer M. S., Goldstein A. N., Walker M. P., "The impact of sleep deprivation on food desire in the human brain." *Nature Communications* 2013; 4: 2259.

[46] St-Onge M. P., Wolfe S., Sy M., Shechter A., Hirsch J., "Sleep restriction increases the neuronal response to unhealthy

food in normal-weight individuals." *International Journal of Obesity London* 2014; 38 (3): 411–416.

151

www.ingramcontent.com/pod-product-compliance
Lightning Source LLC
Chambersburg PA
CBHW051307250726
48656CB00004B/1516